# LA SANTÉ

OU

# LA MÉDECINE POPULAIRE

**Traitement simple, facile et peu coûteux**

DE TOUTES LES MALADIES

## PAR LES PROPRIÉTÉS DES PLANTES

PRÉCÉDÉ D'UN

## TRAITÉ D'HYGIÈNE POPULAIRE

ET SUIVI

D'UN DICTIONNAIRE DES TERMES DE MÉDECINE

PAR

**JULES CLÉMENT**

Membre de la Société Linnéenne de Sens

---

DEUXIÈME ÉDITION

PARIS

BERNARDIN-BÉCHET, LIBRAIRE,

QUAI DES GRANDS AUGUSTINS, 31.

1858

# LA SANTE

OU

# LA MÉDECINE POPULAIRE

**Traitement simple, facile et peu coûteux**

DE TOUTES LES MALADIES

## PAR LES PROPRIÉTÉS DES PLANTES

PRÉCÉDÉ D'UN

## TRAITÉ D'HYGIÈNE POPULAIRE

ET SUIVI

## D'UN DICTIONNAIRE DES TERMES DE MÉDECINE



PAR

**JULES CLÉMENT**

Membre de la Société Linnéenne de Sens

PARIS

BERNARDIN-BÉCHET, LIBRAIRE,

QUAI DES GRANDS-AUGUSTINS, 31.

1858

# LA SANTÉ

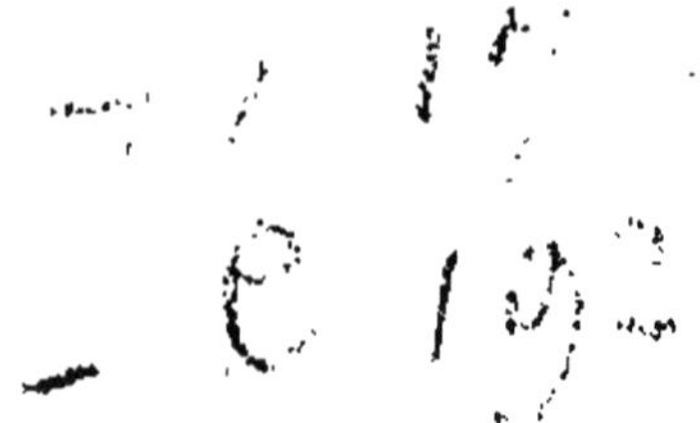

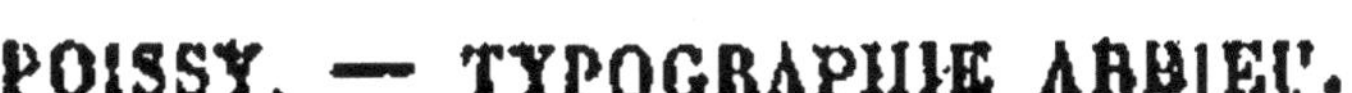
POISSY. — TYPOGRAPHIE ARBIEU.

## A MONSIEUR CAVALIER,

*Docteur en médecine, ancien médecin en chef des pestiférés à Alexandrie pendant la campagne d'Égypte, ancien chirurgien major sur les vaisseaux de la marine et chirurgien principal des armées en retraite, chevalier de la Légion d'honneur.*

MONSIEUR,

Vous avez accordé votre attention bienveillante à mon Traité de médecine populaire, et vous lui avez donné votre approbation bien précieuse pour moi. Je suis heureux de vous en faire hommage. Combien vous ajoutez à tous mes sentiments de reconnaissance en me permettant de mettre mon ouvrage sous la protection d'un nom que vous avez honoré partout où vous ont conduit les devoirs de la vie, aussi bien dans la lointaine Égypte que sur la terre natale, cette douce France, l'objet de notre commune affection!

Daignez agréer l'expression de la haute considération de votre respectueux et dévoué serviteur,

CLÉMENT.

MONSIEUR,

Je m'applaudis de l'honneur que vous me faites, avec d'autant plus de raison que votre intéressant ouvrage manquait au besoin de l'humanité.

Vous vous êtes inspiré, Monsieur, de cette grande vérité,

que la nature, en mère bienfaisante, a appris aux animaux à connaître instinctivement les plantes qui leur conviennent, tant pour leur alimentation que pour dissiper les altérations de leur santé.

Cette pensée vous a fait juger que la nature, ayant doué l'homme d'intelligence, a dû le gratifier aussi de la sublime faculté de connaître les propriétés nutritives et les vertus médicamenteuses des nombreux végétaux qui s'étalent à ses pieds et charment ses sens.

Vous avez fait à ce sujet des recherches extrêmement minutieuses et exactes, et le soin que vous avez mis à ne point parler des plantes vénéneuses rend votre livre très-recommandable aux familles et aux personnes charitables qui s'occupent de médecine.

Les femmes qui ont le bonheur de devenir mères vous seront très-reconnaissantes des sages conseils que vous leur donnez sur l'alimentation de leurs nourrissons et sur les graves inconvénients d'une première nourriture par la bouillie, qui cause aux enfants des maladies vermineuses, des diarrhées rebelles, des empâtements, des glandes (scrofules), et très-souvent le carreau (endurcissement du ventre), maladie essentiellement mortelle.

J'ai l'honneur, Monsieur, de vous saluer avec la plus parfaite considération,

CAVALIER,

*Docteur en Médecine.*

# INTRODUCTION.

---

Naître, souffrir et mourir, voilà la destinée de l'homme, s'est écrié un philosophe. Oui, sans doute il a beaucoup à souffrir : on pourrait dire néanmoins qu'il doit une grande partie de ses misères à son imprévoyance et à ses excès.

En plaçant l'homme à la tête de la création, Dieu n'a pas voulu le livrer sans défense aux maux qui l'attendent sur le chemin de la vie. Il suffit de jeter un regard sur les productions qui embellissent la terre pour voir qu'il a répandu partout des secours et des consolations. Ici apparaît la famille des graminées, avec ses fécules, ses gommes, son principe sucré, matériaux précieux qui s'incorporent à nos organes, les restaurent, accroissent et conservent leur force vitale; là vous voyez des fruits succulents, des herbes fraîches et tendres, des racines imprégnées d'une salutaire amertume, des fleurs dont l'arôme réjouit l'odorat et le goût, enfin une infinité de plantes dont les vertus sont admirables.

Ces remèdes simples, préparés par la nature, sont pourtant oubliés, dédaignés, parce qu'elle les offre sans faste et sans ostentation ; parce que nous les foulons aux pieds, parce qu'ils ne viennent pas de quelque pays lointain. Mais qu'un charlatan s'en empare, qu'il les déguise sous une couleur brillante, sous quelque dénomination pompeuse; qu'il les prône partout, qu'il leur donne des vertus extraordinaires : le bon public est là qui l'écoute et l'applaudit.

La nature a placé partout des remèdes pour l'homme: les campagnes, les bois, les champs, les prairies, les jardins en sont remplis. Mais nous négligeons ces plantes salutaires qui croissent sous nos pas, qui respirent pour ainsi dire l'air que nous respirons, et nous faisons venir à grands frais des drogues souvent avariées. Les plantes sont des remèdes simples, faciles, peu dispendieux; elles sont la médecine du pauvre, elles devraient être celle du riche, s'il était assez raisonnable pour ne pas la dédaigner.

Au premier âge de la médecine, l'art de guérir était d'une admirable simplicité; des prêtres, des savants, des sages étudiaient d'abord le livre toujours ouvert des souffrances humaines; ils cherchaient, ils récoltaient certaines plantes, certaines fleurs, certains arbustes, c'était ce qu'on appelait *les simples :* on en extrayait les sucs, on les faisait sécher au soleil, on les conservait au moyen de la dessiccation, cela composait toute la pharmacie. La médecine était-elle alors moins efficace qu'aujourd'hui? il faut reprendre à la médecine des anciens ce qu'elle avait de sage et de bon; il faut revenir à cette médication que tout le monde comprend facilement.

Heureux celui qui se livre à l'étude des plantes : un jardin pour lui est une source inépuisable d'instruction et de bonheur : cette étude en lui donnant le goût de la nature remplit son âme d'émotions ravissantes et ouvre devant lui les avenues enchantées d'un monde plein de merveilles. Heureuse la jeune fille qui ignore les folles joies du monde et ne connaît de plus douce occupation que cette charmante étude : simple et naïve, elle demande aux prairies ses plus touchantes parures; chaque printemps lui apporte des jouissances nouvelles et, chaque matin, une moisson de fleurs vient payer ses soins par de nouveaux plaisirs.

L'étude des plantes est aussi ancienne que le monde; elle est née du besoin où se sont trouvés les hommes de s'appliquer à connaître leurs vertus médicamenteuses afin de remédier aux maux qui les frappaient.

L'appréciation des propriétés des plantes est subordonnée à leur récolte, à leur dessiccation et à leur conservation.

RÉCOLTE DES RACINES. Les racines s'arrachent à l'automne.

RÉCOLTE DES FEUILLES. Les feuilles doivent se récolter lorsque la végétation est dans toute sa force; plus tard elles ont perdu beaucoup de leur valeur; elles se cueillent par un temps sec, après le lever du soleil, et lorsque la rosée est dissipée.

RÉCOLTE DES FLEURS. Les fleurs se cueillent, pour la plupart, avant leur entier épanouissement. La rose de Provins se récolte en bouton. Quelques fleurs au contraire se cueillent après leur entier épanouissement; telles sont les violettes et les pensées; il faut toutefois que cet épanouissement soit opéré depuis peu. Les fleurs de romarin, de sauge, de thym, de lavande se cueillent avec leurs calices, parce que c'est dans cet organe que réside l'odeur aromatique qui les distingue. Les fleurs d'absinthe, de petite centaurée, d'hysope, de fumeterre, de caille-lait sont cueillies avec les sommités de la plante. En général les fleurs que l'on veut conserver ne doivent être cueillies qu'après que la rosée est évaporée.

RÉCOLTE DES ÉCORCES. Les écorces résineuses doivent être récoltées au printemps quand les arbres commencent à être en séve; les non-résineuses en automne.

Récolte du bois. Le genévrier, le buis, le gui de chêne doivent être récoltés avant le développement des bourgeons où après la chute des feuilles.

Dessiccation. La dessiccation consiste à faire dessécher les plantes dans le but de les conserver; elles ont des propriétés plus ou moins actives qui tiennent à cette dessiccation. Pour dessécher les plantes on les expose soit au soleil ou au séchoir, soit sur le four d'un boulanger ou pâtissier, ou dans un grenier aéré couvert en tuiles; elles doivent être étendues en couches minces sur des claies d'osier ou sur des châssis garnis de toile, et l'on doit avoir soin de les remuer plusieurs fois par jour.

Dessiccation des plantes entières. Le fumeterre, le trèfle d'eau, la mercuriale se dessèchent à l'air libre; on peut donc les exposer au dehors. Les plantes aromatiques devant leurs propriétés à une huile volatile, demandent de préférence à être séchées au grenier. Les feuilles séchées lentement et à l'ombre perdent quelquefois leur odeur et prennent une couleur noire. Dans cet état elles sont dépourvues de propriétés.

Dessiccation des racines. Les racines minces et peu succulentes se dessèchent suspendues par paquets dans un grenier aéré. On peut aussi les couper et les étaler sur des claies. Pour débarrasser les racines de la terre qui y est adhérente, il est généralement d'usage de les laver entières; quand la terre est détachée, on les soumet, s'il en est besoin, à un second lavage, puis on les expose à l'air pour faire évaporer l'eau qui les mouille, ensuite on les fait sécher comme il est dit plus haut. Les racines chargées de mucilage, comme celles de guimauve, de gentiane, de bardane, de grande consoude, etc., se dessèchent difficilement et se noircissent; leur dessiccation doit s'opérer à l'étuve, ou mieux sur le four d'un boulanger.

Dessiccation des fleurs et des sommités fleuries. Les fleurs doivent être séchées le plus promptement possible, à cause de la délicatesse de leurs tissus et de la facilité avec laquelle elles s'altèrent. Elles ne doivent pas être exposées au soleil, à moins d'être recouvertes par des papiers gris. Le mélilot, la petite centaurée, l'origan, la narpolaine, etc., se font sécher par petites bottes qu'on suspend dans un grenier.

Conservation. Les racines, les feuilles et les fleurs, après avoir été séchées, doivent être renfermées dans des sacs en papier ou dans des vases inaccessibles à l'air, à la lumière, à l'humidité, à la poussière. L'influence de l'humidité est la plus malfaisante, car elle dispose les végétaux à la putridité. Les plantes desséchées qui ont pris de l'humidité sont dépourvues de leurs vertus médicamenteuses.

# HYGIÈNE POPULAIRE.

---

Tout ce qui a rapport à la conservation de la santé et aux recherches propres à prévenir les maladies s'appelle *l'hygiène.*

L'hygiène a donc pour objet la connaissance des choses utiles et des choses nuisibles à l'homme.

On ne connaît bien les avantages de la santé que dans les horreurs de la maladie, il est bien plus aisé de la conserver que de la rétablir ; aussi l'étude de l'hygiène est la plus importante ; c'est dans ce sens qu'on répète tous les jours avec raison, que *chacun doit être son médecin.*

Sans la santé, à quoi servent les avantages de la vie? jouit-on au milieu des souffrances ? Biens, honneurs, plaisirs, dignités, considération, tout devient à charge à celui qui ne s'aperçoit de son existence que par les maux qu'il endure.

Les aliments, l'air, le chaud, le froid, les vêtements, l'habitation, le repos et l'exercice du corps et de l'esprit, la veille, le sommeil, les passions peuvent avoir une influence avantageuse ou nuisible sur la vie de l'homme.

## DES ALIMENTS.

On entend par *aliments* toutes les matières qui peu-

1.

vent s'assimiler à nos organes et se convertir en notre propre substance. La simplicité des aliments et la tempérance sont des sources abondantes de santé et de vie sans lesquelles on ne peut espérer la conservation ni de l'une ni de l'autre; il ne serait pas difficile de prouver par une multitude de faits que la plupart des hommes périssent avant l'âge ou traînent péniblement leur vie sous le poids de la douleur, pour s'être livrés habituellement et avec excès aux plaisirs de la table ; et ceux qui, au contraire, se sont contentés d'une quantité d'aliments simples proportionnée aux besoins du corps, ont joui de la meilleure santé et vécu le plus longtemps. La nature et la qualité des aliments exercent une influence importante sur la santé. Une nourriture douce, légère et substantielle, convient aux personnes d'un tempérament délicat, aux convalescents, aux vieillards qui ne peuvent digérer, sans être incommodés; des aliments trop lourds, une forte nourriture conviennent au contraire, à toutes celles qui sont robustes, surtout si elles se livrent à des travaux où le corps fatigue beaucoup. Rien ne contrarie la digestion comme un mélange d'aliments de nature fort différente ; il est surtout mauvais de se charger l'estomac d'aliments crus, froids et venteux comme choux, pois, haricots, salade, radis, petites raves, pain frais, fruits verts ou mûrs. La plupart des fièvres et des irritations d'entrailles qu'éprouvent les ouvriers des villes et des campagnes, viennent du peu d'attention qu'ils mettent dans le choix de leur nourriture ; en se chargeant l'estomac d'une foule d'aliments de mauvaise qualité, ils éprouvent de fréquentes indigestions qui sont la cause de la plupart de leurs maladies.

Les aliments les moins nourrissants sont les fruits,

les racines, les tubercules, les légumes secs et les plantes potagères ; ces aliments conviennent, en général, lorsqu'on est échauffé par une nourriture trop succulente et toutes les fois qu'on est tourmenté par le sang et la bile.

La chair des animaux forme la nourriture la plus riche et la plus fortifiante ; aussi convient-elle toutes les fois qu'on a besoin de réparer les forces ; mais si on en fait un usage trop exclusif et trop abondant, elle augmente considérablement la quantité du sang, de la bile et de toutes les humeurs, rend le corps et l'esprit lourds et dispose à une foule de maladies.

Il convient en général à la santé que la nourriture ne consiste pas entièrement en viandes ou en substances végétales, mais qu'elle soit variée autant que possible : cependant il est des personnes qui se portent mieux de manger plus de viande que de légumes, et d'autres chez lesquelles le contraire a lieu, c'est l'expérience de notre tempérament qui doit nous guider en cette circonstance.

Le PAIN, aliment le plus substantiel, le plus universel, ne saurait demander trop d'attention pour l'avoir bon et salutaire. Le pain le meilleur est celui qui n'est ni trop lourd, ni trop léger, qui est bien fermenté, cuit de la veille et qui est fait de bonne farine. Le pain de froment est préférable à tout autre, le pain de seigle nourrit moins et lâche le ventre ; un peu de seigle dans le pain de froment le rend plus relâchant.

Les malades, les convalescents et tous ceux qui ont l'estomac faible ou souffrant ne doivent manger que du pain de froment.

Le PAIN CHAUD OU TROP FRAIS, mangé en certaine quantité, peut donner lieu à des indigestions très-graves, lors même qu'on a bon estomac. Quant aux personnes qui ont l'estomac faible ou malade, elles doivent, à plus forte raison, s'abstenir d'une nourriture aussi lourde.

La SOUPE est un bon aliment surtout pour les enfants et les personnes dont les travaux leur font éprouver de grandes fatigues. La soupe est nourrissante, rafraîchit le sang, calme et adoucit les intestins, contribue à la liberté du ventre; on peut en manger une grande quantité sans inconvénient, c'est ce qui en fait un aliment précieux pour l'ouvrier. Cette nourriture est surtout utile aux personnes maigres, d'un tempérament sec et nerveux. La soupe et les potages ne conviennent pas aux personnes d'un embonpoint excessif, à celles qui ayant la bouche toujours humide n'éprouvent jamais de soif.

La SOUPE GRASSE, quand elle est bien préparée et avec de bonne viande, est agréable au goût et excellente à la santé ; aussi convient-elle à tous les tempéraments, aux convalescents, aux vieillards. Les pâtes, les fécules, le riz constituent les meilleurs potages.

La SOUPE AUX HERBES est rafraîchissante et nourrit peu : elle ne convient point aux personnes qui ont des cours de ventre, à celles qui ont l'estomac froid ou qui sont sujettes aux aigreurs. Cette soupe est bonne à la santé des enfants, des jeunes gens ; elle convient aux personnes d'un tempérament échauffé et allant difficilement du ventre.

La SOUPE AUX HARICOTS SECS est venteuse, elle est une bonne nourriture pour les personnes bien portantes; les malades n'en doivent jamais manger.

La SOUPE AU POTIRON, dans laquelle on fait entrer une certaine quantité de lait, est sucrée et très-adoucissante; c'est le meilleur potage dont puissent faire usage les personnes qui sont échauffées ou qui ont une irritation vive dans l'estomac, les intestins ou les poumons ; elle convient encore aux personnes excessivement nerveuses. Mais ses qualités très-adoucissantes font aussi qu'elle gonfle l'estomac et donne des vents aux personnes faibles.

La SOUPE AU LAIT est bonne pour les personnes qui ont la poitrine délicate, qui toussent habituellement et qui sont souvent enrhumées.

La PANADE convient beaucoup aux jeunes enfants. Les personnes indisposées, les convalescents et même les malades, trouvent, dans la panade un aliment salutaire.

Les BOUILLIES faites avec des farines de froment, de sarrasin, de pois, et avec lesquelles on nourrit généralement les enfants dans le bas-âge, sont une mauvaise nourriture qui, selon quelques médecins, et lorsqu'elle est excessive et longtemps continuée, favorise le développement des *humeurs froides* et toutes les difformités dont les enfants sont atteints. La meilleure nourriture pour cet âge est la panade claire, le vermicelle, la semoule, la fleur de riz.

Le CAFÉ AU LAIT est assez nourrissant et très-léger ; mais au lieu de donner des forces, il relâche les organes : aussi son usage habituel ne convient pas aux personnes faibles, ni aux filles ou femmes qui ont les pâles couleurs ou les fleurs blanches.

Le CHOCOLAT convient en général à tous ceux qui doivent se priver de café au lait. Cet aliment est fortifiant et resserre l'estomac et les intestins ; mais son usage ne convient nullement quand il y a irritation dans les entrailles.

Les VIANDES BLANCHES sont moins échauffantes et

plus légères que les viandes noires, mais ces dernières sont plus nourrissantes. Celle de cochon est la plus indigeste des viandes dont on fait ordinairement usage.

Les VIANDES NOIRES ne conviennent pas aux nourrices, à ceux qui sont tourmentés par le sang et la bile, aux jeunes gens et aux jeunes enfants. Elles conviennent, au contraire, aux personnes épuisées par les excès ou par les grandes fatigues, à celles qui ont peu de sang ou qui sont d'un tempérament mou et relâché.

Le BOEUF BOUILLI est un aliment sain et agréable au goût. Il est nourrissant.

Le MOUTON est d'une digestion assez difficile. Les malades ne doivent jamais en manger.

Le PORC FRAIS ou le LARD SALÉ cuit avec une soupe aux légumes est un aliment indigeste et malsain.

Le VEAU, le POULET, le DINDE cuits à l'eau, afin d'en obtenir du bouillon, sont très-faciles à digérer. Les malades même peuvent en faire usage.

Les VIANDES RÔTIES les meilleures sont : le veau, le dinde, la caille, le chevreau. Elles sont d'une digestion facile et moins échauffantes que les viandes noires.

La GRILLADE DE COCHON est fort indigeste. On ne doit jamais en manger quand on éprouve une indisposition quelconque.

Le BIFTECK ne convient pas aux personnes malades ou dont l'estomac est faible. Il est très-nourrissant pour celles en bonne santé.

Les VIANDES EN RAGOUT sont malsaines pour tout le monde. Elles sont échauffantes et indigestes. Les personnes qui sont faibles ou mal disposées doivent éviter d'en faire usage.

Les VIANDES SALÉES ET ÉPICÉES, c'est-à-dire conservées au moyen du sel, des épices, de l'huile d'olive, sont extrêmement échauffantes et doivent être mangées avec modération.

La FRAISE DE VEAU est très-lourde, mais elle est très-nourrissante et même adoucissante. Elle ne peut être un bon aliment que pour les personnes qui la digèrent bien.

Les VIANDES DE CHARCUTERIE sont échauffantes et difficiles à digérer, et ne peuvent convenir qu'aux personnes robustes et bien portantes.

Les HERBES POTAGÈRES que l'on accommode, soit au gras, soit au maigre, ont également leur manière d'agir sur la santé.

L'OSEILLE assaisonnée au gras ou au maigre est rafraîchissante. C'est un aliment qui convient aux personnes robustes, aux jeunes gens et aux enfants. Elle est nuisible aux individus qui éprouvent des aigreurs, des coliques ou des cours de ventre, à ceux qui ont la poitrine délicate et aux nourrices.

L'ÉPINARD, la CHICORÉE, la LAITUE cuits au gras ou au maigre sont très-bons à la santé. Ils sont adoucissants, calmants, faciles à digérer, et conviennent à tous les estomacs.

Le CRESSON qui ne se mange qu'en salade ou en garniture est un aliment très-échauffant. Les médecins en ordonnent l'usage dans presque toutes les maladies où il y a altération du sang.

L'ASPERGE est un aliment salutaire et en même temps agréable, dont les malades et les convalescents peuvent faire usage.

L'ARTICHAUT, lorsqu'il est cuit, est nourrissant et de facile digestion, les convalescents peuvent en manger ; mais, à la croque au sel, il est indigeste comme toutes les crudités.

La POMME DE TERRE est facile à digérer surtout quand elle est cuite simplement dans son enveloppe, sans aucun assaisonnement. Les convalescents peuvent en faire un usage modéré.

La POMME DE TERRE FRITE seule est indigeste, et les estomacs fatigués ou échauffés, ainsi que les personnes qui ont la poitrine irritée, doivent s'en abstenir.

La CAROTTE que l'on mange au gras ou au maigre, est la racine la plus salutaire dont l'homme puisse faire usage. C'est un aliment excellent pour les individus qui ont le sang échauffé, les intestins et l'estomac irrités, et le foie malade.

Le POIREAU a les mêmes qualités que la carotte.

L'OIGNON cuit au gras ou au maigre est extrêmement venteux. Les personnes délicates, dont les digestions sont difficiles, doivent s'en priver.

Les HARICOTS sont d'un usage très-étendu. Les estomacs robustes et bien constitués s'accommodent bien de ce légume assez difficile à digérer. Ceux à qui ils donnent des vents feront bien de s'en abstenir. Les haricots en purée sont moins sujets à occasionner des flatuosités.

Les LENTILLES ne se mangent que sèches. Elles sont venteuses, moins cependant que les haricots. Les personnes malades et celles qui souffrent de l'estomac doivent s'en abstenir.

Le LAIT est un excellent aliment. Il convient aux enfants, aux personnes d'un tempérament sec et nerveux, à celles qui ont l'estomac faible ou qui ont les entrailles irritées. Cet aliment est nuisible aux individus gras, aux vieillards, aux personnes qui se livrent à des travaux pénibles.

Les ŒUFS CUITS DURS resserrent beaucoup et sont très-indigestes et échauffants.

Les OEUFS MOLLETS sont, au contraire, très-nourrissants et conviennent à tout le monde sans exception, même aux malades qui peuvent prendre quelque nourriture.

Les OEUFS EN OMELETTE ne peuvent être une nourriture convenable que pour les personnes en bonne santé. Ils sont d'une digestion très-difficile.

Les OEUFS BROUILLÉS sont un mets léger et très-nourrissant. Les œufs cuits dans le vin sont échauffants.

Les OEUFS AU LAIT et les CRÊMES de différentes sortes sont nourrissants et légers. Toutes les personnes faibles et souffrantes peuvent en manger avec modération.

Les POISSONS sont un excellent aliment même pour les personnes qui sont délicates et celles qui sont souffrantes.

La GRENOUILLE est peu nourrissante et légère ; les médecins la permettent aux malades dès que ceux-ci peuvent prendre quelque nourriture.

Les aliments que l'on met en fritures, comme les pommes de terre, les salsifis, les baignets, les grenouilles, les poissons, sont indigestes et quelquefois malsains. Ils ne conviennent aux malades à aucune condition.

Les aliments assaisonnés avec de l'huile et du vinaigre, conviennent aux tempéraments sanguins, aux individus forts et robustes, et aux ouvriers qui se livrent à des travaux qui les échauffent beaucoup. Ces aliments ne conviennent pas, au contraire, à ceux qui ont la poitrine délicate et qui toussent habituellement, à ceux qui digèrent difficilement parce qu'ils ont l'estomac et les intestins irrités.

Les herbes potagères que l'on met en salade ont aussi leur influence sur la santé.

Les SALADES DE LAITUE et de DOUCETTE sont les plus légères de toutes celles que l'on fait avec les herbes potagères.

La SALADE DE PISSENLIT est rafraîchissante, favorise la liberté du ventre et purifie le sang.

La SALADE DE CRESSON est échauffante et difficile à digérer.

La SALADE DE HARICOTS VERTS est très-facile à digérer; celle des haricots secs est très-lourde et très-venteuse.

La SALADE DE POMMES DE TERRE cuites à l'étouffée ou dans la cendre est nourrissante et facile à digérer.

La SALADE DE BETTERAVE est sucrée et rafraîchissante, mais un peu relâchante.

Les fruits, à quelques exceptions près, sont calmants et rafraîchissants ; mais, mangés en trop grande quantité, ils produisent des indigestions, la dyssenterie, des fièvres intermittentes. Ces aliments, lorsqu'on en fait un usage modéré, sont bons à la santé et conviennent à tous les tempéraments.

Les AMANDES, les NOIX, les NOISETTES, ne doivent jamais être mangées que rarement et en petite quantité. Ces fruits qui sont lourds et échauffants ont pour effet tout particulier de faire tousser. Aussi sont-ils contraires aux personnes qui ont la poitrine délicate, les entrailles malades, et à celles sujettes au rhume et à la toux.

Les MARRONS ET LES CHATAIGNES sont des fruits lourds et un peu venteux, ceux qui ont l'estomac faible ne doivent en manger qu'avec modération.

On fait assez souvent cuire avant de les manger les pommes, les poires, les pruneaux.

La POMME CUITE est lourde pour les estomacs froids

et affaiblis ; les personnes qui ont souvent la diarrhée doivent s'en priver. Elle est bonne au contraire aux personnes d'un tempérament échauffé.

Les POIRES CUITES sont excellentes à la santé de tout le monde ; elles sont rafraîchissantes et n'ont pas, comme les pommes, l'inconvénient de relâcher le ventre.

Les PRUNEAUX CUITS sont rafraîchissants ; ils conviennent aux convalescents chez lesquels il y a un grand échauffement des intestins qui les empêche d'aller à la selle.

On doit bien broyer les aliments avant de les avaler. La digestion commence dans la bouche et se perfectionne dans l'estomac ; si les aliments sont mal triturés avant de descendre dans ce viscère, ils occasionnent des maux d'estomac, des vents, des glaires et toutes les suites funestes de ces incommodités.

## DES BOISSONS.

L'EAU est la première et la plus naturelle de toutes les boissons ; elle rafraîchit, humecte et aide à la digestion, il ne faut pas cependant en boire par excès, car elle débiliterait l'estomac et produirait beaucoup de maladies. L'eau, par les différents corpuscules étrangers qu'elle peut contenir, est capable de produire bien des maladies : c'est donc une grande imprudence de boire de l'eau crue. Les meilleures eaux pour boire sont celles de fontaine, de rivière et de pluie recueillies par un temps non orageux. Les eaux de mauvaise qualité altèrent promptement la santé, tandis que ceux qui font usage d'eau salutaire, sont forts et robustes. Il n'y a rien de mieux pour purifier l'eau que les fontaines filtrantes. On reconnaîtra la bonne qualité de l'eau dans celle dans laquelle les légumes cuisent facilement et avec laquelle le savon s'incorpore aisément et forme beaucoup de mousse.

L'EAU SUCRÉE FROIDE rafraîchit le corps et favorise la digestion chez les personnes qui ont l'estomac très-nerveux et irritable ; lorsqu'on y ajoute quelques gouttes de fleur d'oranger, elle est calmante.

L'EAU SUCRÉE CHAUDE est bonne dans les indigestions de toutes espèces, dans les coliques d'estomac et des intestins occasionnées par le froid ou bien par une nourriture ou des boissons irritantes.

L'EAU MIELLÉE est une boisson froide, indigeste et très-relâchante.

Le VIN est la première, la plus agréable et la plus saine de toutes les boissons fermentées. Le vin pris modérément fortifie l'estomac, augmente la circulation, favorise la transpiration. Le vin vieux est préférable au nouveau ; pris avec excès, le vin échauffe beaucoup, trouble le cerveau, dérange l'estomac, enivre et cause des maladies fâcheuses.

Le CIDRE est une liqueur saine, pectorale, rafraîchissante et nourrissante, mais bu avec excès, il cause de grands dérangements dans l'économie animale.

La BIÈRE bien cuite, ni trop nouvelle ni trop vieille, nourrit, engraisse, rafraîchit, tient le ventre libre, purifie la masse du sang et pousse aux urines. L'abus de cette boisson affaiblit l'estomac et peut causer différentes affections dans les voies urinaires, tels que catarrhe de la vessie, rétention et incontinence d'urine.

Le CAFÉ A L'EAU dissipe les maux de tête, fortifie l'estomac, précipite la digestion, raréfie le sang, pousse aux urines; il est bon dans les coliques venteuses, dans les suppressions des règles. Mais son usage journalier est toujours nuisible à la santé, il faudrait regarder cette liqueur seulement comme un remède nécessaire contre es indigestions, les pesanteurs de tête et en cesser 'usage aussitôt qu'elle aurait produit l'effet qu'on en ttendait.

Le THÉ est diurétique, apéritif et astringent; il lave e sang, dissipe les maux de tête, facilite la digestion et oulage les coliques d'estomac, convient peu aux per-onnes maigres ou qui ont la poitrine délicate. Pris ans nécessité, il émousse les fibres de l'estomac et pro-uit, à la longue, de fausses digestions, des vents et des laires.

Les LIQUEURS RAFRAICHISSANTES, telles que l'orgeat, a limonade, les sirops de verjus, de groseilles, que l'on rend dans l'été entre les repas, sont plus propres à atter la sensibilité qu'à contribuer à la santé. Ces li-ueurs sont pernicieuses aux estomacs lents et froids.

## DE LA SOBRIÉTÉ.

Il n'est pas possible de prescrire la quantité d'ali-ents qu'on doit prendre : cela dépend souvent du empérament, de l'âge, de la saison et du climat. Cha-un doit à cet égard consulter ses forces et sa raison. orsqu'après le repas on a la tête libre, le corps dispos t l'esprit sain et gai, c'est une preuve qu'on n'a pas trop angé ; au contraire lorsqu'après le repas le corps est ourd, l'esprit incapable d'application et qu'on éprouve n gonflement et une plénitude d'estomac, c'est une reuve certaine qu'on a fait de l'excès dans le boire ou dans le manger. Une règle de santé qui regarde tout le monde, c'est de sortir de table avec un peu d'appétit. Il est bon de manger à des heures réglées, il ne faut pas prendre d'aliments lorsqu'on se sent l'estomac plein. Un repas passé de temps en temps rend les autres plus salutaires.

## DE L'AIR.

Les qualités de l'air que l'on respire, ont une grande influence sur la santé ; l'action continuelle de l'air naturel sur les poumons est une des premières conditions de la vie, son interruption pendant quelques minutes suffit pour déterminer la mort.

Rien de plus contraire à la santé que l'air malsain. Tous les lieux où l'air se trouve dépourvu de ses qualités par la respiration des personnes qui s'y trouvent entassées, deviennent nuisibles aux personnes délicates. Les appartements doivent être ouverts à deux airs opposés, surtout les chambres à coucher. Au lieu de faire les lits aussitôt qu'on en est sorti, on doit au contraire les découvrir et les laisser exposés à l'air d'une porte ou d'une fenêtre ouverte.

Si l'air frais est nécessaire pour les personnes en bonne santé, il doit l'être à plus forte raison pour les personnes malades. Il n'est pas de remède aussi salutaire à un malade que l'air frais; c'est le plus puissant cordial s'il est administré avec prudence. Cela ne veut pas dire cependant que l'on doive ouvrir les portes et les fenêtres inconsidérément sur le malade : l'air frais ne doit être introduit que graduellement, et, s'il est possible, en ouvrant les fenêtres d'une chambre voisine.

Lorsqu'on est obligé d'habiter l'appartement où se trouvent des malades atteints d'affections contagieuses, il faut renouveler l'air de la chambre en ouvrant les portes et les fenêtres pendant quelques instants, tâcher de ne point respirer l'haleine du malade ni les exhalaisons qui s'échappent de son lit, prendre le grand air le plus souvent qu'on le peut.

On s'expose à de funestes maladies en habitant une maison neuve ou un appartement nouvellement réparé avant que les murs, les plafonds et les peintures ne soient parfaitement secs et ne donnent plus aucune odeur.

Toutes les fleurs qui ont un parfum un peu prononcé, produisent chez les personnes nerveuses de violents maux de tête, des envies de vomir et peuvent même occasionner la défaillance.

## DE L'EXERCICE.

Rien n'est plus essentiel à la santé que l'exercice ; il facilite la transpiration, entretient la souplesse et le ressort des muscles, réveille les esprits et leur donne plus de jeu. C'est en particulier aux flegmatiques et aux mélancoliques qu'il est d'une nécessité absolument indispensable.

Il y a plusieurs sortes d'exercice :

1° L'ÉQUITATION paraît mériter la préférence : aucun exercice ne produit de meilleurs effets; il accélère la circulation du sang et procure une transpiration favorable.

2° La CHASSE, pourvu qu'elle soit modérée.

3° La DANSE, l'escrime, l'escarpolette, le volant, le billard, les quilles.

4° Le JARDINAGE, le tour et plusieurs autres occupations qui demandent du mouvement.

5° La PROMENADE : après le cheval, il n'en est guère de meilleur et de plus salutaire pourvu qu'on se promène en bon air. La promenade du matin donne de l'appétit et fortifie le corps.

L'exercice est le seul remède pour les personnes inactives qui se plaignent de douleurs dans l'estomac, de vents, de gonflements.

Mais quelque salutaire que soit l'exercice, il faut cependant ne s'y livrer qu'avec prudence. Tout excès qui va jusqu'à la lassitude et qui excite une sueur violente, au lieu de fortifier, relâche les fibres, prive le corps du suc nourricier et l'épuise.

Il ne faut pas se livrer à un exercice violent immédiatement après le repas, il est nécessaire qu'il y ait au moins une heure de repos avant de se livrer à un travail fatigant.

Quand on a pris quelque exercice et qu'on sue, il ne faut pas se refroidir trop promptement.

Lorsqu'on a fait pendant plusieurs jours un exercice violent, il faut se tranquilliser au moins un jour entier. Ce repos donne le temps de réparer les pertes occasionnées par le grand mouvement.

Les frictions peuvent suppléer à l'exercice. Les anciens en faisaient plus d'usage que nous. Les gens sédentaires devraient se servir de ce moyen salutaire, pour réparer le défaut d'exercice.

Les frictions accélèrent le mouvement du sang, facilitent la transpiration, procurent, à quelque chose près, le même effet que les exercices les plus sains. C'est surtout dans les rhumatismes que les frictions sont avantageuses.

## DU SOMMEIL ET DE LA VEILLE.

Le sommeil est la cessation des fonctions et des mouvements volontaires, propre à réparer les pertes causées par l'exercice.

Le sommeil est aussi indispensable à l'homme que l'air et la nourriture, et rien n'abat et n'épuise aussi promptement les forces du corps que la privation. Après un repos convenable, le corps devient dispos et plus vigoureux et l'esprit plus libre et plus capable d'application. Un sommeil doux, tranquille, proportionné à l'âge, au tempérament, à la saison et pris à des heures convenables, entretient la souplesse des membres, excite la transpiration, répare les forces, perdues pendant la journée.

Le sommeil trop prolongé a pour effet : d'affaiblir le corps, de le faire engraisser, de le rendre lourd et paresseux, d'abrutir l'intelligence en lui faisant perdre son activité naturelle.

La privation du sommeil trouble la digestion, dispose aux maladies du cerveau, aigrit le caractère et augmente la sensibilité des nerfs, affaiblit le corps et le rend susceptible de contracter facilement des maladies.

En général, l'heure la plus convenable pour se coucher est vers les dix heures : on se trouve, par ce moyen, en état de se lever entre cinq et six heures du matin. Quelles délices, dans la belle saison, de jouir des prémices d'un beau jour et de goûter la fraîcheur d'une brillante matinée !

La tranquillité de l'âme est encore nécessaire pour goûter les douceurs d'un sommeil salutaire. Les grandes passions, telles que l'ambition, l'intérêt et l'amour surtout, quand la jalousie marche à la suite, troublent toutes nos facultés intérieures, agitent nos sens, et tiennent tout notre être dans une espèce de mouvement convulsif incompatible avec un sommeil bienfaisant.

Si l'on veut avoir un sommeil doux et tranquille, il ne faut pas beaucoup manger le soir : l'estomac chargé d'aliments digère difficilement ; on s'agite dans le lit, on se remue et l'on se fatigue. En vain appelle-t-on le sommeil ; et s'il vient s'emparer des sens agités, il est accompagné de rêves pénibles.

La longueur du sommeil dépend du tempérament, de l'âge et de la saison. Six à sept heures de sommeil suffisent pour les gens d'un âge fait, sept à huit sont nécessaires aux jeunes gens ; il en faut neuf aux enfants, aux femmes, et aux personnes d'une faible complexion.

Les vieillards qui dorment six heures doivent être contents et jouissent d'une bonne santé.

La meilleure façon de se coucher est de se placer sur le côté droit et d'avoir le corps étendu : dans cette situation, toutes les parties solides sont dans une position favorable.

Les personnes replètes, pituiteuses et sujettes aux étouffements et à l'asthme, ne doivent jamais se coucher sur le dos ; dans cette position la respiration est gênée et la pituite incommode beaucoup.

Les personnes qui sont menacées de graviers, ou qui ont des douleurs de reins, doivent se coucher presque sur le ventre.

Il est bon d'avoir la tête plus haute que le reste du corps ; on respire plus aisément et la circulation du sang est plus louable.

Il est nécessaire d'être assez couvert dans le lit, afin

de se procurer une transpiration favorable; c'est s'exposer à des rhumatismes cruels que d'être découvert dans le lit, même en été; il ne faut pas cependant se couvrir au point de suer. La transpiration modérée est salutaire; la sueur forcée affaiblit et énerve. Un lit trop mollet n'est pas sain, surtout en été.

## DES VÊTEMENTS.

Les vêtements doivent être analogues aux pays, aux saisons et aux âges. Les vêtements chauds et pesants ne conviennent pas à la jeunesse; ils déterminent d'abondantes transpirations nuisibles à cet âge; mais dans l'âge plus avancé, lorsque la peau devient serrée et que les humeurs ont moins de chaleur, il faut porter des habits plus étoffés.

Les personnes grasses qui suent facilement; celles qui sont sujettes aux maladies de poitrine, aux rhumes, doivent porter de la flanelle appliquée immédiatement sur la peau.

Il ne faut changer de vêtements qu'avec de grandes précautions si l'on veut se préserver des maladies que produisent les changements trop prompts de l'atmosphère; il convient en conséquence, de ne quitter qu'un peu tard, les habits d'hiver et de les reprendre dès que les premiers froids commencent à se faire sentir.

Les corsets avec lesquels les femmes se serrent pour avoir la taille fine, rendent d'abord les digestions difficiles, font plus tard contracter à l'estomac et aux intestins des engorgements incurables et produisent quelquefois des crachements de sang.

Les jarretières trop serrées ont l'inconvénient de produire la formation des varices, l'engorgement des jambes d'où peut provenir l'impuissance de marcher.

## DE LA PROPRETÉ.

La propreté est un des moyens les plus efficaces que nous puissions mettre en usage pour la conservation de la santé.

Il faut se laver souvent et changer de linge ; par cette opération, on ranime et rafraîchit le corps et l'esprit ; car lorsqu'elle est terminée on se trouve beaucoup plus gai et plus dispos qu'auparavant.

Le défaut de propreté est une négligence qui n'admet point d'excuse. La malpropreté a pour effet de produire et d'entretenir les maladies de la peau, la gale, la teigne, les dartres, les démangeaisons, d'entretenir constamment autour de vous un air malsain qui peut rendre la santé languissante et engendrer des maladies. On peut remarquer en effet que les personnes malpropres jouissent rarement d'une santé brillante.

Une des causes ordinaires des fièvres putrides et malignes, est le défaut de propreté. Ces fièvres commencent ordinairement par ceux qui habitent des maisons malpropres et renfermées, qui respirent un air malsain et qui portent des habits sales.

La propreté est surtout nécessaire dans les lieux où se trouvent rassemblées un grand nombre de personnes, comme hôpitaux, ateliers, famille nombreuse, etc.

Les maladies contagieuses se communiquent par l'air corrompu : or, tout ce qui peut corrompre l'air et répandre la contagion doit être évité avec le plus grand soin.

Se laver les pieds est un acte de propreté qui contribue singulièrement à la conservation de la santé; la sueur et la malpropreté de ces parties ne peuvent manquer de s'opposer à la transpiration. Cet acte de propreté prévient souvent les rhumes et les fièvres.

Si la propreté est nécessaire pour une personne en santé, elle l'est encore davantage pour une personne malade. Dès qu'un malade est sale, dans quelque état qu'il soit, il faut le changer, on ne risque jamais rien si le linge qu'on emploie est chaud et très-sec. Dès qu'un malade sue, il faut le changer de chemise.

## DES BAINS.

On distingue plusieurs sortes de bains, savoir:

BAINS CHAUDS. On ne doit en faire usage que lorsqu'on est atteint d'une maladie qui en exige l'emploi; ces bains produisent de l'agitation, du malaise, des étourdissements, portent le sang au cervau et peuvent donner lieu à des hémorrhagies graves, à l'apoplexie et à une mort subite.

BAINS TIÈDES. Ces bains calment l'agitation, les douleurs et les maladies qui tiennent à l'échauffement du corps; ils sont utiles: dans les agitations causées par le chagrin; dans les grandes fatigues du corps et de l'esprit; dans les inflammations et les irritations de l'estomac, des intestins, de la vessie, pourvu qu'il n'y ait pas de fièvre; dans la gale, les dartres vives, les maladies des nerfs. Ils sont nuisibles: lorsqu'on n'a point d'appétit; quand on est faible et épuisé; quand on éprouve des hémorrhagies soit par le nez, soit par la bouche, soit par les parties inférieures.

Bains froids. Les bains froids ne sont utiles qu'aux individus jeunes et robustes ; ils sont pernicieux pour les personnes faibles, souffrantes, surtout celles qui ont la poitrine délicate, sujettes à la toux et au rhume, ainsi que pour celles qui ont des irritations d'estomac, des rhumatismes.

Les bains froids pris en rivière sont les plus favorables ; il ne faut en faire usage que pendant les chaleurs. L'heure la plus convenable est celle qui précède le coucher du soleil ; en entrant dans le bain il faut commencer par y tremper les mains, se mouiller le front, puis le visage et la poitrine, afin d'éviter que le sang ne s'y porte avec affluence. Pendant la durée de ce bain, il faut nager ou marcher, plus on s'agite dans un bain plus il est salutaire.

Il est dangereux de se baigner dans l'eau froide : 1° lorsqu'on a des boutons, des dartres vives et autres maladies aiguës de la peau ; 2° lorsqu'on vient de manger, parce qu'alors on peut mourir subitement d'une indigestion ; 3° lorsque les urines sont rouges, peu abondantes, et toutes les fois qu'on est échauffé ; 4° quand on est en transpiration ; il faut dans ce cas, attendre que la sueur soit bien arrêtée et que le corps soit bien rafraîchi par un peu de repos.

Bains de pieds. Les bains de pieds dans l'eau tiède sont très-sains ; ils sont utiles lorsque les pieds ont été exposés au froid et à l'humidité ; ils sont encore excellents pour prévenir la fièvre, le rhume, et les fluxions de poitrine.

## RÉGIME DES FEMMES ENCEINTES.

Une femme enceinte ne peut se livrer aux occupations qui obligent de lever et d'écarter les bras ou de les agiter violemment; elles ne doivent pas s'adonner aux travaux pénibles qui exigent de grands efforts; elles doivent éviter tous les exercices qui impriment au corps de violentes secousses; se promener souvent à pied et se livrer à tous les exercices doux et modérés; avoir l'esprit calme; rechercher les distractions qui portent à la gaieté; vivre sobrement, faire usage d'aliments légers; boire peu de vin et couper cette boisson avec au moins moitié d'eau; s'abstenir de café à l'eau surtout au commencement de la grossesse; respirer l'air pur; ne pas se faire ni saigner ni purger, à moins que des circonstances impérieuses n'exigent l'emploi de ces moyens; prendre souvent des bains tièdes surtout les femmes nerveuses, et quelques légers calmants, comme infusions de violette, de fleurs d'oranger.

## DES NOURRICES.

On donne le nom de nourrice à la femme qui donne son lait à un enfant.

La nécessité d'allaiter son enfant est actuellement reconnue par un grand nombre de mères; mais des circonstances malheureusement trop multipliées, spécialement au sein des grandes villes, s'opposent à l'accomplissement de ce devoir. Cependant les mères dont la constitution est affaiblie, qui sont scrofuleuses ou scorbutiques, disposées à la phthisie pulmonaire ou atteintes de cette maladie, doivent renoncer aux douceurs de l'allaitement.

Le choix des nourrices est un objet de la plus haute importance : la femme qui se présente pour remplir cette fonction doit être saine, vigoureuse, âgée de vingt-quatre à trente ans ; il serait fort utile qu'elle fût accouchée peu de temps avant la femme dont elle doit prendre l'enfant. On doit rarement accepter les nourrices au delà de six ou huit mois après leur accouchement. La nourrice dont on a fait choix doit être propre, active, habituellement gaie, et entraînée, par son inclination, à soigner les enfants.

## RÉGIME DES NOURRICES.

Les nourrices, pour que leu rlait soit plus abondant et de bonne qualité, doivent : 1° éviter les veilles trop prolongées et les grandes fatigues du corps ; 2° avoir l'esprit tranquille et fuir toutes les occasions qui peuvent faire naître du chagrin et des inquiétudes ; 3° se tenir toujours chaudement et éviter soigneusement de se baigner dans l'eau fraîche ; 4° ne jamais se faire saigner ou purger à moins de maladie sérieuse qui exige l'emploi de ces moyens. Elles doivent se priver de fruits verts et acides ; des herbes et des racines qui se mangent en salade ; des herbes potagères cuites de nature relâchantes, comme les épinards, l'oseille, la soupe aux herbes ; des racines qui se mangent crues, comme raves, radis etc. ; des légumes venteux, comme le chou, l'oignon, les haricots secs ; des ragoûts échauffants ; des viandes de charcuterie ; du thé ou du café, soit à l'eau, soit au lait.

## RÉGIME DES JEUNES ENFANTS.

Si la nourrice a assez de lait, l'enfant n'aura besoin que de très-peu de nourriture pendant les trois ou quatre premiers mois; ce qu'il faut leur donner doit être liquide, léger, rafraîchissant. Après ce temps, il est en état de prendre quelques aliments de facile digestion. On l'habituera peu à peu à prendre une nourriture de plus en plus solide.

Le première alimentation des enfants en bas âge exige la plus grande attention; car, selon beaucoup de médecins célèbres, le carreau, les scrofules, les diarrhées rebelles, les affections vermineuses dont les jeunes enfants sont atteints, peuvent avoir pour cause l'abus de la *bouillie*, espèce de mastic fait avec des farines de froment, de sarrasin, etc. Cette bouillie empâte plus qu'elle ne nourrit. Les aliments indigestes fermentent dans les intestins délicats de ces jeunes êtres, y développent des acides irritants, et favorisent le développement d'une infinité de maladies. La meilleure nourriture pour les jeunes enfants est la panade claire, la semoule, la fleur de riz, le vermicelle et toutes les pâtes préparées et cuites au beurre. Lorsque l'estomac de ces jeunes êtres peut digérer quelque chose de plus lourd, il faut leur donner toutes les soupes grasses et maigres, à l'exception de celle au lard.

Lorsque la mère n'a pas assez de lait, elle doit, après avoir donné le sein à l'enfant, l'habituer à boire un peu de lait de vache ou de chèvre coupé avec du bouillon de pain, d'eau de riz ou de gruau; si l'enfant offre des signes d'échauffement, on coupe le lait de préférence avec de l'infusion d'orge, de chiendent et de racine de guimauve.

Dans les premiers jours de la naissance, il faut régler les repas de l'enfant; on doit alors lui donner souvent à téter, mais peu à la fois; lorsqu'il est fort, il faut l'habituer peu à peu à téter, à des heures fixes, c'est-à-dire ordinairement quatre fois par jour, avant chaque repas de la nourrice, et deux fois pendant la nuit. Rien n'est plus nuisible à la nourrice et à l'enfant que de laisser ce dernier continuellement pendu au sein; cette mauvaise habitude épuise la nourrice et empêche le lait d'être nourrissant.

On doit interdire aux enfants : les fruits verts et acides, la pâtisserie, et tous les aliments lourds et échauffants, les aliments salés et épicés, le vin pur et les liqueurs fortes; en un mot, toutes les boissons et tous les aliments qui ne conviennent pas aux nourrices. C'est surtout lorsque les enfants font leurs dents que la nourrice doit s'observer dans son régime; car, dans cette circonstance, son lait est le seul aliment qui convienne à l'enfant. Encore bien que la nourrice ne soit point échauffée, il est utile qu'elle prenne alors des boissons adoucissantes, comme la tisane d'orge, de chiendent, de guimauve.

Si, lorsqu'il fait ses dents l'enfant est sevré, sa nourriture doit se composer : de bouillon de veau ou de poulet dans lequel on fait cuire une petite quantité de semoule ou de vermicelle.

Les enfants tourmentés par la dentition exigent encore d'autres soins; il est nécessaire alors de leur administrer chaque jour deux lavements de son, de graine de lin ou de feuilles de mauve; et dans le cas où il existe des coliques, on fait bouillir dans l'eau de ces lavements une pincée de fleurs de coquelicot.

On doit leur donner, pour étancher leur soif, une boisson douce et calmante, comme décoction d'orge ou de chiendent, infusion de fleurs de mauve ou de violette, auxquelles on ajoute, lorsqu'il y a de fortes coliques, ou une grande agitation, une pincée de fleurs de coquelicot; s'il arrivait que les enfants ne voulussent d'aucune de ces boissons, on leur donnerait de l'eau sucrée tiède avec un peu de sirop de violette; et pendant tout le temps qu'ils sont couchés, on leur maintient sur le ventre un léger cataplasme de farine de lin, ou un morceau de flanelle trempé dans l'eau de mauve.

Il est mauvais, pour la santé des jeunes enfants, de les tenir trop chaudement. Quand on les lève, il faut les habiller promptement et avoir soin de fermer les portes et les fenêtres de la chambre parce qu'étant presque toujours en transpiration, un courant d'air pourrait donner lieu à diverses maladies.

On doit coucher les enfants dans une chambre bien aérée; mais il faut avoir soin que le berceau ne soit pas vis-à-vis une porte ou une fenêtre à cause des courants d'air.

Les enfants ne doivent pas être serrés dans leurs vêtements et surtout dans leurs maillots; car la compression exercée sur le ventre ou la poitrine de ces jeunes êtres les empêche de respirer librement, occasionne de mauvaises digestions et nuit à la circulation du sang.

La propreté a une grande influence sur la santé des jeunes enfants; on doit donc avoir soin de les changer souvent de linge et leur laver toutes les parties du corps au moins une fois par jour; de leur nettoyer la tête chaque matin avec une brosse douce, afin d'empêcher la formation des croûtes provenant de la transpiration de la tête.

Le vin plus ou moins pur, et autres liqueurs échauffantes doivent être interdits aux enfants en bas âge ; car toutes ces boissons leur occasionnent un grand échauffement, des coliques et même des convulsions.

Il ne faut jamais leur donner de remèdes actifs comme les vomitifs et les purgatifs et tout ce qui agit sur les nerfs et trouble violemment les fonctions du corps, à moins que leur emploi ne soit indispensable.

Le défaut d'exercice convenable est une des causes qui concourent le plus à abréger les jours des enfants et à leur rendre la vie languissante.

Il est dangereux de faire marcher les enfants trop jeunes et avant que leurs membres aient la force de soutenir le poids de leur corps. La meilleure manière de les soutenir lorsqu'on leur apprend à marcher, est de les tenir par la main, et ce qui vaut mieux encore c'est de les laisser se rouler par terre.

La manière de soutenir les enfants avec les lisières, a pour inconvénient de faire pencher le corps en avant et de le rendre voûté, d'aplatir la poitrine et de la faire rentrer en devant et de gêner la respiration.

## DES PASSIONS.

Les passions ont une grande influence et sur les causes des maladies et sur leur guérison. La manière dont l'âme agit sur la matière sera probablement toujours un mystère. Il suffit de savoir qu'il y a une réciprocité d'action établie entre les parties spirituelles et les parties corporelles. Et ce qui affecte les unes, affecte également les autres.

La COLÈRE trouble l'esprit, précipite le cours du sang, et dérange toutes les fonctions vitales et animales. Ceux qui connaissent le prix de la santé devront éviter la colère comme le poison le plus mortel. Ils ne doivent jamais ouvrir l'oreille au ressentiment, ils doivent faire tous leurs efforts pour que leur âme soit toujours calme et tranquille. Rien ne contribue davantage à la conservation de la santé qu'une tranquillité constante d'esprit.

Il est vrai qu'il n'est pas toujours en notre pouvoir de ne pas nous mettre en colère, mais nous pouvons certainement toujours éloigner le ressentiment de notre âme ; le ressentiment épuise les forces de l'esprit, occasionne des malaises opiniâtres et ruine la constitution. Rien ne montre plus de grandeur d'âme que le pardon des injures ; il entretient la paix dans la société, il nous soulage, il concourt à conserver la santé.

La colère est une des passions sur lesquelles la médecine a le moins d'empire, c'est donc à la morale que nous devons recourir pour en prévenir les suites funestes.

Les personnes sujettes à la colère, à la fureur et à toutes les passions violentes, doivent observer un régime rafraîchissant et doux : les aliments les plus légers sont pour elles les plus salutaires. L'eau pure ou tout au plus rougie avec un peu de vin vieux, doit être leur boisson ; tout autre boisson serait de l'huile jetée sur le feu ; elles doivent s'interdire tout ce qui peut enflammer le sang, comme les exercices violents, les veilles, l'excès dans l'étude, et la trop grande application ; avec ce régime et beaucoup d'attention sur elles-mêmes, elles s'habitueront insensiblement à résister à leurs emportements, et à se modérer en tout.

La PEUR a une grande part, soit à occasionner des maladies, soit à les aggraver. On ne peut être blâmé de chercher à conserver sa vie, mais si ce désir de conservation est poussé trop loin, il conduit à la perte de la vie même. La peur et la crainte affaiblissent l'esprit. Non-seulement elles occasionnent les maladies, mais encore elles rendent ces maladies fatales et triomphent du cou rage le plus intrépide. Une peur subite a, en général, les effets les plus funestes. Les accès épileptiques et les autres maladies convulsives, en sont souvent les suites. De là le danger de cette habitude si commune parmi les enfants du peuple, de s'effrayer les uns les autres. Cette habitude est due à l'imitation, il y a peu de nourrices ou de domestiques qui ne se plaisent à jouer avec les enfants en les effrayant : tantôt c'est une surprise occasionnée par un bruit fort inattendu, tantôt c'est par des cris aigus et perçants. Souvent ils leur font des récits fabuleux de mangeurs d'hommes, de revenants ; en blessant vivement leur imagination, cela peut leur procurer des songes funestes, et par conséquent de violentes émotions qui irriteront trop fortement chez eux le système nerveux et donneront lieu à des convulsions auxquelles ils n'ont déjà que trop de propension.

Mais ce sont les effets successifs de la peur qui deviennent, en général, plus dangereux ; la crainte constante d'un mal futur, en séjournant dans l'âme, occasionne souvent le mal même que l'on craint. De là il est arrivé qu'un grand nombre de personnes sont mortes des mêmes maladies qu'elles avaient appréhendées pendant longtemps ou dont quelque accident, quelques folles prédictions les avaient menacées. C'est souvent le cas des femmes en couche. La plupart de celles qui sont mortes dans cet état avaient été frappées de l'idée de cette espèce de mort longtemps avant qu'elles accouchassent; et il y a grande raison de croire que cette impression a souvent été la seule cause de cette mort.

Le CHAGRIN est, de toutes les passions, celle qui est le plus nuisible, relativement à la santé. Les effets du chagrin n'ont point d'interruption, et quand il se fixe profondément dans l'âme, il a les suites les plus fâcheuses. Le chagrin se change souvent en une mélancolie continue, qui mine les forces et détruit le tempérament. Il faut par tous les moyens possibles chercher à éloigner cette passion.

On peut en triompher dans le commencement, mais quand une fois elle a acquis une certaine force, c'est en vain que le plus souvent on veut travailler à la détruire.

Il est impossible d'échapper à tous les malheurs qui affligent la vie, mais on montre une véritable grandeur d'âme quand on les supporte avec courage. Quelques personnes se font une espèce de mérite de céder au chagrin, et quand elles sont poursuivies par l'infortune on les voit refuser obstinément toute consolation, jusqu'à ce que, accablées par le poids de la mélancolie, elles succombent sous le fardeau.

Le changement d'idées est aussi nécessaire à la santé que l'exercice. Quand l'esprit reste longtemps fixé sur un objet et plus particulièrement sur un objet désagréable, toutes les fonctions du corps sont troublées. Aussi les personnes mélancoliques ont-elles l'appétit dérangé et font-elles de mauvaises digestions : de là l'affaiblissement, le relâchement des nerfs, les vents dans les intestins et la corruption des humeurs. Il est impossible que ceux qui ont l'esprit ainsi affecté, jouissent d'une bonne santé.

La variété des scènes qui se présentent d'elles-mêmes à nos sens, a sans doute pour but d'empêcher que notre attention soit longtemps fixée sur un même objet. La nature nous offre partout de ces variétés, et l'esprit, à moins qu'il n'ait contracté l'habitude d'être constamment attaché à un seul objet, se plaît dans la diversité.

L'indolence nourrit le chagrin. Quand l'esprit n'a rien autre à penser qu'à ses malheurs, il ne doit point être étonnant qu'il soit sans cesse affligé. On voit rarement les personnes ayant des affaires qui demandent de l'application, être chagrines. Au lieu de chercher à se distraire de son travail ou de ses affaires, quand on tombe dans le malheur, il faut au contraire s'y plonger avec une attention plus sérieuse ; se livrer avec plus d'ardeur aux fonctions qu'elles exigent, et entremêler ses devoirs de la compagnie d'amis gais et sociables.

L'INTEMPÉRANCE. Jean-Jacques Rousseau a dit que la tempérance et l'exercice sont les deux meilleurs médecins du monde. La tempérance peut, à juste titre, être appelée la mère de la santé. La plupart des hommes agissent comme s'ils pensaient que la maladie et la mort ne doivent jamais venir; cependant ils paraissent les appeler, pour ainsi dire, par l'intempérance et par la débauche.

Hippocrate nous a donné un grand nombre de maximes importantes sur la cure des maladies et sur la conservation de la santé, maximes dont tous les hommes devraient s'instruire pour prévenir les maladies. Il recommande la tempérance tant à l'égard de la boisson, du manger, du travail et du sommeil, que dans la cohabitation des sexes. On peut réduire à ces maximes tout ce que les modernes ont dit en mille volumes. Et si tous les hommes s'entendaient pour les mettre en pratique, la science de guérir deviendrait presque inutile.

La structure du corps humain met en évidence tous les dangers qui doivent être la suite de l'intempérance.

La santé dépend du bon état des solides et des fluides, et ce bon état est dû à la libre exécution des fonctions vitales. Tant que ces fonctions s'accomplissent régulièrement nous sommes sains et en santé ; dès qu'elles sont troublées, la santé dépérit nécessairement.

L'intempérance ne manque donc jamais d'apporter les plus grands désordres à l'économie animale. Elle nuit à la digestion, elle relâche les nerfs, elle rend les sécrétions irrégulières, elle vicie les humeurs et occasionne des maladies sans nombre.

L'auteur de la nature nous a créés avec des désirs, des passions et des appétits relatifs à la propagation de notre espèce, à la conservation de notre individu.

L'intempérance est l'abus de ces diverses passions, et la tempérance consiste dans l'usage modéré que nous devons en faire.

L'homme, non content de satisfaire aux appétits naturels, se crée des besoins artificiels qu'il cherche perpétuellement à aiguiser; mais ces besoins imaginaires ne peuvent jamais être satisfaits complétement.

Si la nature se contente de peu de chose, l'intempérance ne connaît point de bornes, les buveurs, les gourmands, les débauchés s'arrêtent rarement avant que leur fortune ou leur santé ne les empêche d'aller plus loin. Aussi ne peuvent-ils, en général, reconnaître leur erreur que lorsqu'il n'est plus temps.

Il est impossible de donner des règles fixes sur la manière dont chaque tempérament et chaque constitution doivent satisfaire leurs appétits et leurs désirs. L'homme le plus ignorant connaît certainement ce qu'on entend par le mot excès, et, pour peu qu'il sache choisir, il est en état de l'éviter.

La grande règle de la tempérance est de s'en tenir à la simplicité. La nature se plaît dans les aliments simples, sans apprêts, et tous les êtres vivants, excepté l'homme, suivent cette inclination de la nature.

L'intempérance ne frappe pas seulement les débauchés de ses coups mortels : l'innocent en éprouve souvent les funestes effets. Combien ne voyons-nous pas de malheureux enfants périr de misère, tandis que leurs pères et mères, sans s'inquiéter de l'avenir, dépensent en excès et en débauches, ce qu'ils devraient employer à élever leurs enfants, conformément à leur état! Combien ne voyons-nous pas de mères malheureuses, chargées d'enfants incapables de les aider, périr de besoin, tandis que les pères cruels se livrent sans mesure à leurs appétits insatiables !

Les passions modérées, telles que la joie, l'espérance, la gaieté, la vivacité et l'amour (quand il est sans excès), sont salutaires à la santé : elles accélèrent la circulation des humeurs, donnent de la vigueur aux nerfs, augmentent la transpiration et facilitent la digestion.

Le principal remède contre les passions, c'est de travailler de bonne heure à les contenir dans de justes bornes : car pour peu qu'on ne s'oppose pas à leurs progrès, elles deviennent bientôt des tyrans indomptables qui déchirent le cœur, qui détruisent la santé et qui font souvent périr leurs victimes. Une fois parvenues à un certain degré, elles n'écoutent plus la voix de la raison, la mort seule en est le terme.

## DES EXCRÉTIONS ET DES SÉCRÉTIONS.

Les aliments que nous prenons ne passent pas en totalité dans le sang, même après une bonne digestion. La partie la plus grossière après avoir parcouru les différents intestins et après avoir été épuisée du chyle qu'elle contenait, passe dans le rectum et sort par les selles. Il s'en faut même beaucoup que cette autre partie qui, sous la forme de chyle, passe dans le sang, y reste elle-même en entier. En filtrant par les reins, elle y dépose les parties les plus grossières et les moins digérées qui descendent dans la vessie et forment les urines. En passant ensuite par les glandes salivaires, par celles du nez, elle forme des sécrétions séreuses et visqueuses qui sortent par la bouche et par le nez. La transpiration insensible achève de débarrasser le sang de tous les corps grossiers qui en altéraient la qualité.

On ne jouit d'une bonne santé qu'autant que toutes les excrétions et les sécrétions se font régulièrement.

## DES SELLES.

Pour être en bonne santé, les excréments ne doivent être ni trop durs ni trop mous : ceux qui rendent des excréments trop durs et en petite quantité, sont échauffés et constipés. Pour rétablir l'ordre, il faut s'abstenir de liqueurs fermentées, éviter tout ce qui est échauffant et astringent et faire usage de pain de seigle, de légumes, de pruneaux, de laitage, de viandes blanches et de lavements faits avec une décoction de graine de de lin à laquelle on ajoute de l'huile d'amandes douces ou d'olive.

Les personnes trop relâchées useront d'aliments qui fortifient et feront usage de lavements émollients, de tisane de riz, d'eau de gomme sucrée avec du sirop de coing.

Les selles régulières sont d'une grande importance pour la conservation de la santé. Une selle par jour suffit en général. Le moyen de se la procurer est de se lever de bonne heure, de se promener en plein air et d'avoir un régime régulier.

## DES URINES.

L'excrétion des urines est absolument nécessaire pour le maintien de la santé. L'urine retenue dans la vessie décide les affections les plus graves, les vomissements, les nausées, les frissons, la fièvre, le délire, l'assoupissement. Il est donc essentiel de ne point retenir ses urines et d'obéir au besoin de les rendre dès qu'il se fait sentir. Tout ce qui peut en retarder l'excrétion ou la supprimer, est extrêmement dangereux. Il convient pour favoriser la sécrétion de l'urine d'avoir de l'exercice, de ne point rester trop longtemps au lit et surtout dans des lits mous et chauds, l'excrétion excessive de l'urine, pour peu qu'elle dure, ne tarde pas à affaiblir le corps et à faire tomber dans la consomption ; elle peut être le produit d'un usage immodéré de boissons aqueuses, de substances salines ou diurétiques.

## DE LA TRANSPIRATION.

La transpiration est d'une si grande importance pour la santé, que nous ne sommes exposés qu'à un petit nombre de maladies tant qu'elle a lieu ; sa suppression produit les rhumes, la grippe, la pleurésie, les fluxions de poitrine, la coqueluche, la phthisie, la goutte, les rhumatismes, les obstructions.

Aussitôt qu'on s'aperçoit qu'on est enrhumé, il faut rester dans une chambre dont la température soit douce et égale ; prendre quelques bains de pieds dans lesquels on aura délayé 125 grammes de farine de moutarde et faire usage d'infusions bien chaudes faites soit avec la bourrache, soit avec des fleurs de violette.

Les causes de la suppression de la transpiration sont les variations de l'atmosphère et le froid humide, le passage subit du chaud au froid, les habits mouillés, les pieds humides, la vie sédentaire.

Les substances alimentaires font varier la quantité de cette excrétion : la chair de porc, les melons, les raisins, les figues fraîches, les concombres, les poissons et surtout l'anguille, les substances grasses et huileuses retardent ou diminuent la transpiration. Au contraire, le pain bien fermenté et bien cuit, le mouton, le poulet, l'augmentent d'une manière sensible.

Les moyens propres à rétablir la transpiration consiste dans l'usage de frictions, de bains tièdes, de couvertures chaudes et sèches, de boissons sudorifiques, telles que : infusions soit de bourrache, soit de fleurs de violette ou de sureau ; mais on ne doit faire emploi de ces infusions que lorsqu'il n'y a pas de fièvre, car elles ne feraient que l'exaspérer et l'augmenter. L'exercice modéré est un des moyens les plus propres à favoriser la transpiration, surtout le matin, en, sortant du sommeil, ainsi que le pratiquaient les anciens.

On doit éviter d'habiter les maisons situées sur des terrains humides et marécageux et celles nouvellement bâties, soit à cause de l'humidité, soit à cause de l'odeur que fournissent le plâtre, la chaux, les peintures; on doit aussi éviter avec le plus grand soin, toute transition subite du chaud au froid.

## DU TABAC.

Le tabac est une herbe puante et sale qui épuise la bourse et la santé de tant d'individus en les rendant infects d'haleine et de vêtements.

L'usage du tabac affaiblit l'odorat et le goût, rend les digestions pénibles par la perte de la salive que les fumeurs rejettent continuellement et par l'excitation que produit sur l'estomac celle qu'ils avalent toujours imprégnée de fumée; il peut aussi provoquer une toux sèche, produire des douleurs et des crampes d'estomac, agacer les nerfs, échauffer et produire la maigreur chez les individus d'un tempérament sec et très-nerveux. Son usage excessif affaiblit le cerveau, l'épuise, trouble le sommeil, diminue la faculté de l'esprit, détruit la mémoire, cause des vapeurs, des vertiges, des éblouissements.

Les personnes auxquelles est funeste surtout l'*abus* de la pipe et de la chique, sont celles qui ont la poitrine faible; qui sont sujettes à la toux, au rhume, à l'enrouement; celles dont l'estomac est délicat ou irrité; celles qui, quoique robustes, sont maigres et bilieuses, les jeunes gens et tous ceux qui ont les nerfs délicats et irritables.

L'usage modéré de la pipe peut être avantageux lorsqu'on a une tendance à trop engraisser ; lorsqu'on habite une maison très-humide, dans les épidémies pour garantir de l'action des miasmes.

Le tabac à priser peut rendre quelques services dans les inflammations anciennes des yeux et des oreilles, dans les maux continuels de tête ainsi que dans les maladies du cerveau ; mais son abus irrite le cerveau, occasionne des étourdissements et peut disposer à plusieurs maladies.

En résumé l'usage du tabac, de quelque manière que ce soit, a beaucoup plus d'inconvénients que d'avantages : c'est donc une mauvaise habitude qu'on ferait bien de ne pas contracter ; car, en supposant même qu'il fût quelquefois utile et même nécessaire, pourquoi en faire un usage continuel ? ignore-t-on qu'un remède pris habituellement cesse d'en être un. N'est-il pas prouvé que les poisons mêmes perdent leur effet à l'égard de ceux qui se sont familiarisés avec eux.

## DES SAISONS.

Il y a quatre saisons : le primtemps, l'été, l'automne et l'hiver.

### LE PRINTEMPS.

Le printemps est, sans contredit, la plus belle saison de l'année ; le soleil, père de la nature, commence à pénétrer dans le sein de la terre et à l'échauffer ; ranime les arbres et les plantes et sème la campagne de fleurs brillantes; alors nous sentons couler dans nos veines un baume délicieux qui porte jusqu'aux extrémités de notre corps, la souplesse, la vigueur et la santé. L'esprit lui-même semble renaître dans cette belle saison et inspirer d'une manière plus puissante, ces génies supérieurs faits pour éclairer les autres.

Le printemps est la vraie saison propre à goûter à la campagne l'air le plus salubre; tout y appelle l'homme qui a soin de sa santé pour peu qu'il soit libre de disposer de son temps. La terre par ses fleurs, les oiseaux par leur ramage, tout ranime les sens et porte dans l'âme la paix et la gaieté.

## L'ÉTÉ.

L'été est la saison où l'homme jouit de la plus grande force expansive et développe le plus d'activité; c'est aussi l'époque où les végétaux se trouvent dans la plénitude de leur organisation, dans toute leur maturité. Cette saison doit être regardée comme celle où l'on observe le moins de maladies.

Dans l'été, il faut moins d'exercice que dans toute autre saison. La trop grande sueur et la transpiration trop abondante, affaiblissent considérablement. Lorsque l'air est étouffant, ce qui arrive surtout avant les orages, il est salutaire de se frotter les mains avec du vinaigre, d'en porter au nez ou d'en répandre un peu dans l'appartement qu'on habite.

Quand on a fait quelqu'exercice et qu'on sue, il ne faut pas se reposer trop subitement; il est nécessaire, au contraire, de marcher pendant quelque temps afin de ralentir peu à peu le mouvement du sang : c'est le moyen de se garantir de fluxions de poitrine, de pleurésies, etc.

## L'AUTOMNE.

Les champs sont déjà dépouillés, les arbres perdent leurs feuilles, la verdure disparaît. La nature semble annoncer qu'elle vient d'épuiser pour nous ses bienfaits : ici, la pêche succulente est ornée des couleurs de la rose, l'abricot savoureux paraît couvert de tout l'or qui éclate au sein des renoncules. Bientôt tout doit annoncer le sommeil de l'hiver et le deuil de la nature. L'homme, comme l'arbre qui perd ses feuilles, sent ses forces abattues et son énergie décroître sensiblement jusqu'à ce que les premiers froids viennent fortifier et stimuler ses organes.

Les secousses que l'automne fait éprouver, sont peu sensibles pour ceux qui sont forts, qui jouissent d'une bonne santé ; mais les personnes faibles, celles qui sont exténuées par les maladies anciennes ou qui sont dans la convalescence d'une maladie aiguë, les soutiennent difficilement ; elles ne peuvent souvent résister à leur violence, ce qui explique pourquoi la mortalité est considérable à cette époque de l'année. L'automne dispose aux fièvres, à la dyssenterie ; les derniers mois surtout, quand ils sont pluvieux, sont funestes aux individus épuisés par de longues maladies.

## L'HIVER.

Les arbres ont perdu leur verdure après s'être dépouillés de leurs fruits. Le soleil en se retirant, verse sur les feuillages des couleurs sombres ; le peuplier se couvre d'un or pâle et décoloré, le sapin se balance fièrement dans les airs, le murmure des vents se mêle aux frémissements de la pluie : toute la nature enfin se ressent de l'éloignement de l'astre qui l'échauffe et la vivifie ; les aquilons déchaînés, les fleuves irrités dans leur cours, le concert des oiseaux interrompu, tout annonce le deuil et la tristesse.

Les précautions hygiéniques les plus essentielles à prendre pendant l'hiver sont relatives aux vêtements qui doivent nous garantir convenablement du froid et de l'humidité ; il faut se tenir chaudement surtout les pieds et les jambes et avoir constamment les pieds secs. Il ne faut jamais se coucher quand on a les pieds froids, rien ne trouble tant le sommeil et ne nuit plus à la digestion.

L'exercice en hiver est très-salutaire si l'on a soin, lorsqu'on est échauffé, de ne pas rester exposé à l'air et de ne pas se refroidir subitement.

---

# LA SANTÉ

OU

# LA MÉDECINE POPULAIRE.

---

## ABSINTHE.

**Absinthe commune, grande absinthe (famille des Synanthérées).**

Description. Tige droite, velue, d'une couleur obscure ; feuilles au bas de la tige, d'un vert pâle et fortement découpées ; fleurs petites, jaunâtres et placées au haut de la tige.

Lieux. Elle croît naturellement dans les terrains incultes et pierreux ; on la cultive dans les jardins.

Récolte. On cueille l'absinthe au mois de juillet, à l'époque de la floraison ; on dispose ses sommités fleuries en guirlandes, puis on les fait sécher.

Propriétés, usages. L'absinthe est une des plantes indigènes les plus précieuses ; elle est considérée comme tonique, fébrifuge, apéritive, vermifuge, vulnéraire et emménagogue. On peut l'employer pour exciter l'appétit, faciliter les digestions, combattre les dyspepsies nerveuses ; elle convient aux enfants soupçonnés d'affections vermineuses (Bossu). On s'en sert contre les aigreurs, les obstructions, contre la jaunisse, les pâles couleurs ; elle provoque le flux menstruel chez les femmes dont le système utérin languit ou qui sont pâles et sans énergie vitale; elle convient contre les fièvres intermittentes et contre la plupart des maladies chroniques (Julia de Fontenelle). Elle est aussi en usage dans l'atonie générale, la leucorrhée (Cazin).

Achille Richard fait observer que l'absinthe est un médicament très-énergique qu'il ne faut donner que quand on est assuré que l'estomac n'est pas affecté d'une irritation chronique. Les auteurs anciens ont remarqué que l'usage très-fréquent de l'absinthe nuit à la tête et aux yeux.

PRÉPARATIONS, DOSES.

INFUSION AQUEUSE (dans l'eau), 4 à 8 grammes par litre d'eau, comme tonique, fébrifuge et vermifuge.

INFUSION VINEUSE (dans le vin) que l'on prend par cuillerée à bouche à la fois : cette préparation peut remplacer chez les pauvres, le vin de quinquina et de Seguin pour combattre les fièvres intermittentes.

DÉCOCTION. Chesneau dit que, si l'on fait bouillir les feuilles d'absinthe avec la racine de concombre sauvage, le tout dans deux parties d'eau et trois parties d'huile, on en tire un excellent remède pour guérir la migraine, si l'on fomente la partie malade avec de l'huile, et que l'on y applique le marc par-dessus.

CATAPLASMES. On prépare un cataplasme en faisant bouillir l'absinthe dans du lait, avec quelques gousses d'ail. On l'applique sur le ventre des enfans tourmentés par les vers. Ruland et Hulse prétendent que, dans l'esquinancie, le cataplasme fait avec des feuilles d'absinthe vertes, pelées et mêlées avec suffisante quantité de saindoux, appliqué chaudement, est un excellent remède.

LAVEMENT VERMIFUGE. Faire bouillir pendant quelques minutes, dans l'eau nécessaire pour un lavement, feuilles d'absinthe, de rue et de sabine, de chaque, deux grammes ; passer et y ajouter deux grammes d'huile de ricin, pour un lavement à prendre toutes les fois qu'il faut débarrasser le gros intestin de la présence des petits vers ascarides qui y causent des démangeaisons souvent insupportables.

VIN D'ABSINTHE. Feuilles sèches d'absinthe, deux à trois onces; vin généreux, trois litres. Au bout de vingt-quatre heures d'infusion à froid, passer avec expression et filtrer. Ce vin est stomachique, provoque l'appétit et est excellent, comme fébrifuge, contre les pâles couleurs et la suppression des règles.

SIROP D'ABSINTHE. On prendra 192 grammes (6 onces) de sommités ou de feuilles d'absinthe, quand la plante est dans sa vigueur ; on les coupera menu ; on les fera infuser, pendant cinq à six heures, dans environ un litre d'eau bouillante ; puis on fera bouillir l'infusion jusqu'à réduction d'un tiers ; on la passera avec expression, et on ajoutera une livre de bon miel ; on fera cuire le mélange, en l'écumant, jusqu'à consistance de sirop. Il facilite la digestion, fortifie l'estomac et tue les vers.

FOMENTATION CONTRE L'ENFLURE DES JAMBES. Prenez : sommités d'absinthe, de lavande, d'origan, de thym, de sauge, de romarin, d'hysope, de chacune une demi-poignée ; versez sur le tout deux litres d'eau bouillante, et laissez infuser pendant deux heures ; ajoutez un litre de vin rouge ; bassinez chaudement.

CULTURE DE L'ABSINTHE. On multiplie cette plante en divisant les vieux pieds garnis d'un peu de chevelus ; on plante ces éclats en quinconce, dans une terre labourée, et en les espaçant à deux pieds en tous sens. Cette plantation doit se faire en automne ou en hiver, et on profite d'un temps humide pour en assurer la reprise. On peut la laisser ainsi quatre à cinq ans et plus, jusqu'à ce que les pieds deviennent trop touffus.

## ACHE.

Céleri des marais (famille des Ombellifères).

Description. Tige grosse, ronde, creuse à l'intérieur; feuilles d'un beau vert, lisses, luisantes, semblables à celles du persil, mais beaucoup plus grandes; fleurs jaunâtres en ombelles.

Lieux. Cette plante croît dans les terrains humides et marécageux, aux bords des ruisseaux. On la cultive dans les jardins.

Propriétés, usages. L'ache est diurétique, résolutive et expectorante. La décoction de la racine dans du lait a été recommandée aux individus atteints de catarrhes pulmonaires, d'asthmes humides. Le suc ou jus des racines ou des feuilles a été conseillé par Tournefort, à la dose de six onces, au début du frisson des fièvres intermittentes, qui souvent, à l'aide de ce remède simple, ont disparu sans retour. On en fait usage dans les maladies de poitrine : il est bon en gargarisme, dans le scorbut, pour nettoyer les ulcères de la bouche. On en bassine aussi les cancers et les ulcères.

Les feuilles, pilées et appliquées sur les contusions, sont résolutives : aussi les emploie-t-on avec succès pour diminuer ou dissiper le lait qui gonfle ou engorge les mamelles des femmes, qui ne peuvent pas nourrir leurs enfants. On prend, dans ce cas, parties égales des feuilles de cette plante, de celles de menthe ou baume u'on fait bouillir dans du saindoux; on passe et on sauoudre ce qui est passé avec la poudre des semences 'ache. On applique ce remède chaud sur les maelles.

PRÉPARATIONS, DOSES.

Décoction (racine), 30 à 50 grammes par litre d'eau, omme diurétique, bien usité.

Tisane contre l'asthme. Racine d'ache, de barane, de chiendent et d'aunée, de chacune 30 grammes; euilles de capillaire, une poignée; marrube et hysope, e chacun une pincée; semences de fenouil, 16 grammes; faites bouillir le tout dans trois pintes d'eau, pour oisson ordinaire.

## AIGRÉMOINE.

'grimoine, ingrémoine, eupatoire des Grecs (famille des Rosacées).

Description. Tige dressée et poilue; feuilles lancéoées, dentelées, blanchâtres en dessous; petites fleurs aunes disposées en grappes.

Lieux. Cette plante croît abondamment le long des hemins, sur la lisière des bois, dans les champs et les rairies.

Récolte. On la cueille pendant tout l'été; elle perd on odeur et une partie de sa saveur par la dessiccation.

Propriétés, usages. L'infusion d'aigrémoine a été réconisée dans les flueurs blanches, les écoulements nvolontaires et trop abondants de l'urine, la dyssenerie, les coliques néphrétiques causées par des graviers (Julia de Fontenelle).

Chomel dit que l'aigrémoine a été employée en décoction pour combattre les maladies du foie, les crachements et vomissements de sang et, à l'extérieur, pour résoudre les engorgements, guérir les luxations et les foulures. La décoction d'aigrémoine avec l'orge à laquelle on ajoute du sirop de mûres, est le gargarisme le plus ordinaire pour les maux de gorge et les ulcères de la bouche.

### PRÉPARATIONS, DOSES.

INFUSION (feuilles), 2 à 3 pincées par litre d'eau pour tisane.

DÉCOCTION (feuilles), 30 à 40 gr. par litre d'eau pour gargarisme, à laquelle on ajoute du miel ou du vinaigre, si l'on veut rendre le gargarisme plus astringent.

CATAPLASME. On fait bouillir la plante avec du son de froment dans de la lie de vin, on applique sur les tumeurs à résoudre, les foulures (tragus).

GARGARISME CONTRE LE SCORBUT. Feuilles d'aigrémoine une poignée, feuilles de souci une poignée ; faites bouillir le tout dans une pinte d'eau commune ; ajoutez, un moment avant de retirer du feu, une poignée de feuilles de cochléaria ; passez avec expression et ajoutez une once de miel rosat.

GARGARISME POUR NETTOYER LES ULCÈRES DE LA GORGE. Feuilles d'aigrémoine, de véronique, de sauge, de chacune une poignée ; fleurs de millepertuis et de coquelicot, de chacune une demi-pincée ; faites infuser le tout dans un litre d'eau bouillante pendant une heure; ajoutez à la décoction 64 gr. de miel rosat pour s'en gargariser.

RECETTE CONTRE L'OZÈNE (ou nez punais). Prenez

feuilles d'aigrémoine, de plantain, de chaque une poignée; petite centaurée une demi-poignée; orge, une poignée; roses rouges, une pincée; faites bouillir le tout dans trois chopines d'eau ferrée pour réduire à une pinte; ajoutez ensuite deux onces de miel rosat; passez le tout et servez-vous-en pour en renifler souvent dans la journée.

## AIL.

(Famille des Liliacées.)

Lieu. Cette plante est cultivée dans les jardins potagers.

Propriétés. usages. L'ail est un excitant énergique, il est expectorant, fébrifuge, antiscorbutique et vermifuge. On a vanté son usage dans l'asthme, la coqueluche, le catarrhe pulmonaire chronique, le scorbut, la dyspnée (difficulté de respirer); il facilite la digestion, augmente l'appétit et provoque la sécrétion urinaire.

Bergius a recommandé l'ail comme fébrifuge; il en faisait prendre aux fiévreux une bulbe le matin et une le soir, jusqu'à ce qu'on fût arrivé à cinq. Les bulbes d'ail ont été regardées comme un contre-poison des plus énergiques,

L'ail a été ordonné avec succès dans les coliques venteuses, et pour tuer les vers des enfants; pour cela on le prend intérieurement en lavement bouilli dans du lait et on l'applique extérieurement sur le nombril.

Forestus rapporte des observations qui prouvent que l'ail fait passer les eaux des hydropiques.

Le lait dans lequel on le fait bouillir peut apaiser les douleurs de la pierre. Les habitants de la campagne le regardent comme un cordial universel.

Le suc de l'ail, mêlé avec l'huile d'olive, est excellent, dit-on, pour la brûlure. Ce suc mêlé avec du miel et du beurre, guérit la teigne et la gale la plus opiniâtre.

L'ail et la joubarbe pilés ensemble en consistance de moelle, appliqués sur la partie affligée de la goutte, ont souvent réussi pour en calmer les douleurs.

Les racines d'ail pilées et réduites en onguent avec l'huile d'olive versée peu à peu dessus, sont un puissant résolutif pour les humeurs froides et pour faire tomber les cors des pieds.

PRÉPARATIONS, DOSES.

Ail en substance, 1 à 4 gousses avalées entières ou hachées menu comme vermifuge.

Décoction ou infusion dans du lait. Elle est employée comme vermifuge, et comme adoucissante dans les catarrhes et les maladies de poitrine.

Suc exprimé. Quelques gouttes dans une potion.

Sirop. Ail coupé en morceaux une demi-livre, eau bouillante un litre; après douze heures d'infusion passez avec expression, filtrez; puis ajoutez une livre et demie de sucre. Ce sirop est adoucissant et vermifuge.

## AMANDIER.

(Famille des Rosacées.)

Lieux. L'amandier est généralement connu ; il est

originaire d'Afrique, et est cultivé en France. Ses fleurs d'une nuance si fraîche, d'une forme si gracieuse, annoncent le retour du printemps.

Récolte. Les amandes douces nous viennent du midi de la France ; on doit les choisir sèches, pesantes et récentes.

Propriétés, usages. Le fruit de cet arbre est fort recommandé en médecine. Les amandes douces fournissent une huile grasse très-adoucissante ; mais c'est à l'état d'émulsion et de sirop (sirop d'orgeat) que s'emploie le plus souvent les amandes. Ces préparations sont essentiellement émollientes, et conviennent, en général, dans les inflammations et les irritations.

### PRÉPARATIONS, DOSES.

Emulsion ou lait d'amande. On fait macérer pendant quelques instants, dans un peu d'eau tiède, 20 à 30 grammes d'amandes douces, après les avoir dépouillées de leur pellicule ; on les pile, avec 16 grammes de sucre de manière à les réduire en une pâte très-fine; on delaye cette pâte avec environ un litre d'eau ; on passe ensuite à travers un linge cette liqueur laiteuse à laquelle on ajoute, suivant le goût du malade, quelques gouttes d'eau de fleurs d'oranger.

Cette émulsion est utile lorsque l'estomac, les intestins, les reins, la vessie, sont affectés d'irritations spasmodiques et inflammatoires ; on la donne de temps en temps pour apaiser la chaleur, l'irritation, la douleur qui accompagnent les maladies aiguës et les inflammations. On peut remplacer dans cette émulsion l'eau simple par une infusion légère de feuilles de laitue, pour la rendre plus calmante. Lorsque l'irritation inflammatoire affecte plus particulièrement les organes de la respiration, on remplace le sucre par le sirop de violette.

Suivant le docteur Roques, le lait d'amandes soulage les palpitations qui tiennent à un état d'irritation, de spasme.

Le lait d'amandes coupé avec du lait de vache est une excellente nourriture à la suite de l'inflammation du tube digestif. On continue ce régime jusqu'à ce que l'estomac puisse digérer des aliments plus solides.

## ANGÉLIQUE.

Angélique des jardins, racine du Saint-Esprit (famille des Crucifères).

Description. Tige haute, grosse et d'un vert rougeâtre ; feuilles assez grandes et dentelées ; fleurs blanchâtres en parasols au sommet de la tige.

Lieux. Elle croît naturellement dans les montagnes du midi de la France, sur les Alpes, les Pyrénées. On la cultive dans les jardins pour ses propriétés médicinales.

Récolte. Elle se fait en juin et juillet pour les tiges, et en septembre pour les racines. On les fend par morceaux pour les faire sécher.

Propriétés, usages. Cette plante est stimulante, stomachique, sudorifique, carminative et emménagogue. Sa racine et ses semences ont des propriétés médicinales très-énergiques; l'usage en est recommandé aux goutteux qui digèrent péniblement et aux convalescents dont les forces sont épuisées (Roques). La racine d'angélique est employée, selon le docteur Gilibert, dans toutes les maladies aiguës et chroniques qui exigent des cordiaux et des fortifiants : telles sont les fièvres intermittentes, la paralysie. On l'emploie aussi dans l'atonie générale, dans celle des organes digestifs, les vomissements nerveux, l'aménorrhée, la névrose avec débilité (Cazin). Le docteur Bossu en prescrit l'usage dans les catarrhes chroniques, les coliques venteuses. Lemery employait l'angélique dans le scorbut, la scrofule, les maladies contagieuses, et contre la morsure des chiens enragés.

### PRÉPARATIONS, DOSES.

INFUSION (racine ou jeunes tiges), 10 à 30 grammes par litre d'eau.

POUDRE, 2 à 6 grammes, dans une cuillerée de vin. La poudre d'angélique semée dans les cheveux, nettoie la tête de toute vermine.

VIN D'ANGÉLIQUE. Racines d'angélique coupées par morceaux 2 onces ; cannelle fine 2 gros ; vin rouge 2 litres ; faites infuser à froid pendant quatre jours dans un vase bien fermé, puis filtrez la liqueur. On en prend deux ou trois cuillerées à bouche, le matin, à midi, et le soir en se couchant. Ce vin ranime le système organique, surtout les forces digestives.

RATAFIA D'ANGÉLIQUE. Semences d'angélique 3 gros ; semences de fenouil et d'anis, de chaque 3 gros ; eau-de-vie deux pintes ; eau filtrée 6 onces. Après une infusion à froid de dix jours, ajoutez une livre de bon sucre ; laissez reposer la liqueur et ensuite filtrez.

RECETTE CONTRE LE CHOLÉRA, dite *des sœurs de la Charité*. Prenez : racines d'angélique, de calamus, de grande aunée, de gentiane, de chacune 32 grammes ; mettez le tout infuser à froid pendant trois jours dans un litre de bonne eau-de-vie, puis tirez à clair. La dose est d'un verre à liqueur pour les adultes. On fait boire pour tisane, par petites tasses, de demi-heure en demi-heure, des infusions de sept ou huit feuilles de sauge dans un demi-litre d'eau.

CULTURE DE L'ANGÉLIQUE. Pour cultiver l'angélique avec avantage, il faut la planter dans un terrain substantiel, humide, qui soit à une exposition un peu chaude ; celui qui lui convient le mieux est un sable gros. On la sème au mois de mars ou en septembre. On choisit pour transplanter les plus beaux pieds de la pépinière dont les racines aient la grosseur du petit doigt. Le terrain destiné à la transplantation doit être profondément labouré et les jeunes pieds doivent être mis en terre à une certaine distance les uns des autres. La plantation ainsi faite peut durer dix à douze ans, mais il faut avoir soin de répandre tous les ans sur le terrain des engrais abondants avant que la plante commence à faire de nouvelles pousses. Il faut pratiquer quatre labours pendant toute la belle saison.

## ANIS.

Anis vert, anis boucage (famille des Ombellifères).

DESCRIPTION. Tige haute, velue, creuse et rameuse ; feuilles profondément découpées, blanchâtres, odorantes, ressemblant à celles du persil ; petites fleurs blanchâtres en ombelles ; semence de couleur verdâtre.

LIEUX. Cette plante que l'on cultive dans les jardins, croît spontanément en Turquie et en Italie.

Récolte. L'anis fleurit au mois de juillet et on récolte sa graine à l'automne. On fait sécher la plante au grenier, puis on frappe avec une baguette pour en détacher les graines dont on fait exclusivement usage.

Propriétés, usages. La semence d'anis est stimulante et carminative. On la prescrit avec avantage dans les cas de débilité de l'estomac, de coliques venteuses provenant d'une mauvaise digestion ou de faiblesse du tube intestinal. On l'emploie aussi à titre d'excitant pour provoquer l'écoulement des règles (Hœffer). L'anis passe pour le premier antiventeux. Il convient aussi dans les coliques spasmodiques (nerveuses). Les nourrices peuvent calmer les coliques de leurs nourrissons, si elles prennent une infusion des graines qui communiquent au lait une odeur caractéristique et en augmentent, dit-on, la sécrétion (Bossu). On l'emploie encore contre les tranchées des enfants, la gastralgie. Sous forme de cataplasme, la semence d'anis est vantée comme résolutive dans les engorgements laiteux (Cazin).

### PRÉPARATIONS, DOSES.

Infusion (graines), 4 à 8 grammes par pinte d'eau.

Poudre. 1 à 8 grammes mêlés avec du sucre ou délayés dans l'eau ou le vin.

Lavement. On fait bouillir les semences d'anis dans les autres herbes pour dissiper les vents et apaiser les coliques dans le cours de ventre (Julia de Fontenelle).

Culture de l'anis. Le sol qu'on destine à cette plante doit avoir été préalablement bien préparé par de bons labours. On sème la graine à la volée, et on ne la recouvre que légèrement. Dès que la plante est levée, il faut la débarrasser de toutes mauvaises herbes. L'anis se plaît plus particulièrement dans les terrains sablonneux et calcaires. Il craint le froid ; c'est pourquoi il est préférable de le semer au printemps.

### ARGENTINE.

Aigrémoine sauvage, potentille, bec-d'oie (famille des Rosacées).

Description. Tiges rampantes, un peu velues ; feuilles grandes, longues, couvertes d'un duvet argentin.

Lieux. Cette plante vivace croît au bord des chemins. Elle est très-commune dans presque toutes les régions de l'Europe.

Récolte. On la fait pendant toute la belle saison.

Propriétés, usages. La racine et les feuilles de cette plante ont une saveur astringente. Leur décoction peut être employée comme tonique dans les diarrhées chroniques, les hémorrhagies passives (Richard). Elles ont joui d'une grande réputation pour modérer les fleurs blanches, la dyssenterie, le flux de sang. Vogel dit que le suc des feuilles appliqué sur le front arrête l'hémorrhagie du nez. Julia de Fontenelle rapporte que l'argentine a été recommandée contre la jaunisse, le scorbut et l'hydropisie.

PRÉPARATION, DOSE.

Décoction (feuilles), 30 grammes par litre d'eau.

### ARMOISE.

Herbe de Saint-Jean (famille des Synanthérées).

Description. Tige longue et droite, fort branchue ;

feuilles longues, découpées ; les fleurs jaunâtres sont dans de petits boutons ronds, croissant le long des branches.

Lieux. On rencontre cette plante dans presque tous les climats. Elle croît dans les lieux incultes, le long des chemins, sur le bord des champs, et fleurit au mois de juillet.

Récolte. Elle se fait au mois de juin.

Propriétés, usages. L'armoise est stimulante, tonique, emménagogue et antispasmodique. On s'en sert dans les campagnes contre la suppression des règles. L'armoise et l'absinthe peuvent être employées dans des circonstances tout à fait semblables, mais l'action de cette dernière est plus énergique ; elle favorise l'écoulement menstruel dont le retard ou la disparition dépend d'une cause purement atonique ou nerveuse, pourvu qu'on l'administre à une dose un peu forte. On en a encore vanté l'usage dans la chorée, les névralgies, les vomissements nerveux chroniques (Bossu). Le docteur Burdach fait observer que la racine d'armoise employée en poudre, possède une propriété anti-épileptique très-énergique. Chomel dit que la décoction des feuilles d'armoise dans du bouillon de veau ou dans un litre d'eau, a été mise en usage dans les affections hystériques.

### PRÉPARATIONS, DOSES.

Infusion (sommités fleuries), 10 grammes pour un litre d'eau.

Infusion vineuse. Même quantité dans du vin blanc.

Poudre (racine), 2 à 8 grammes que l'on fait prendre dans un peu de bière chaude et que l'on donne au malade quelques instants avant l'accès épileptique.

Tisane pour la suppression des règles. Tiges d'armoise, de camomille, de mélisse, de marrube, de rue, d'absinthe, fleurs de souci, de chaque une pincée; eau bouillante, un litre. Laissez infuser et passez. Donnez trois ou quatre tasses convenablement sucrées. Cette boisson ne convient que quand la suppression des menstrues a pour cause une grande débilité.

## ASPERGE.

(Famille des Asparaginées.)

Lieux. Cette plante croît spontanément dans les terrains légers; elle est cultivée dans les jardins. On utilise la racine et les jeunes pousses.

Propriétés, usages. Les racines sont mucilagineuses, un peu amères, et s'emploient comme diurétiques et apéritives, dans les obstructions des viscères abdominaux, la jaunisse (Bossu). La rapidité avec laquelle les asperges communiquent à l'urine une odeur forte et désagréable, prouve l'action qu'elles exercent sur l'appareil urinaire.

On vient de reconnaître aux asperges, dit Richard, une propriété très-remarquable et qui doit rendre son emploi fort avantageux dans plusieurs circonstances. La digitale pourprée a la propriété de ralentir la circulation et d'affaiblir l'action du cœur; mais elle a l'inconvénient d'irriter l'estomac, ce qui contre-indique souvent son emploi. M. Broussais propose de lui substituer l'asperge qui, inoffensive pour l'estomac, jouit à un degré des plus évidents de la propriété calmante pour le cœur. Le sirop de pointes d'asperges jouit, comme la plante elle-même, de la propriété de ralentir les palpitations du cœur, sans irriter l'estomac.

PRÉPARATIONS, DOSES.

Décoction (racine), 30 grammes par litre d'eau comme apéritif et diurétique.

Sirop de pointes d'asperges. Vous prenez une quantité suffisante de pointes d'asperges fraîches ; vous les pilez et vous les exprimez fortement ; vous laissez reposer le jus et vous le filtrez ensuite au papier joseph ; vous faites cuire votre sirop au bain-marie, vous le passez, puis vous le conservez dans des bouteilles. On prend le matin et le soir une ou deux cuillerées de ce sirop, soit pur, soit mêlé avec une infusion de feuilles de mélisse, pour calmer les palpitations du cœur.

Tisane contre le rhume et la toux. Racines d'asperge, de chicorée sauvage, de fenouil, de chacune 6 grammes ; réglisse, 6 grammes ; faire bouillir dans 3 litres d'eau de fontaine.

## AUNÉE.

Hélinine, lionne, ail de cheval (famille des Synanthérées).

Description. Tige rameuse, feuilles cotonneuses et crénelées, fleurs jaunes.

Lieux. Cette belle plante est vivace et se plaît dans les lieux humides, dans les prairies, au bord des ruisseaux. On la cultive dans les jardins.

Récolte. On récolte la racine, seule partie employée, à la seconde ou troisième année. Il convient de la fendre pour la faire sécher.

Propriétés, usages. La racine d'aunée est considérée comme tonique, stomachique, diurétique et expectorante. C'est un de nos meilleurs médicaments indigènes ; elle est très-utile dans les maladies de l'estomac, surtout pour les indigestions, les vents et les rapports aigres (Julia de Fontenelle). On l'emploie dans l'atonie des organes digestifs, les catarrhes pulmonaires chroniques, les leucorrhées, les scrofules, les chloroses, certaines diarrhées atoniques, dans les catarrhes muqueux, surtout dans les engorgements du poumon et la gêne de la respiration. A l'extérieur, l'aunée a été vantée en lotion et en pommade contre la gale (Bossu). Cazin l'emploie, soit dans l'eau, le vin ou la bière, contre la débilité générale. Lemery la prescrivait contre l'asthme et les ulcères du poumon.

### PRÉPARATIONS, DOSES.

Infusion (racine), 15 à 30 grammes dans un litre d'eau.

Poudre. 1 à 2 grammes dans du vin comme tonique.

Vin d'aunée. On fait infuser à froid la racine fraîche ou sèche pendant deux ou trois jours. Ce vin est stomachique, expectorant. On en donne un verre le matin à jeun, aux jeunes filles qui ont les pâles couleurs. Une cuillerée après le repas, aide la digestion.

Pommade. Poudre de la racine d'aunée incorporée dans du saindoux pour frictions contre la gale.

Décoction. 16 à 60 grammes dans un litre d'eau pour lotions contre la gale.

Tisane contre l'asthme et la toux invétérée et la difficulté de respirer. Racine d'aunée, une demionce; sommités d'hysope et de marrube blanc, de chacune une demi poignée ; fleurs de coquelicot, une pincée; les faire cuire dans une suffisante quantité d'eau de rivière, et ajouter une once de sirop de lierre terrestre à chaque tasse de cette tisane.

## AVOINE.

(Famille des Graminées.)

L'avoine est une plante que tout le monde connaît.

PROPRIÉTÉS, USAGES. La semence d'avoine dépouillée de son écorce extérieure, forme un gruau avec lequel on fait, par la décoction, des tisanes adoucissantes dont on recommande l'usage dans les rhumes et les maladies de poitrine. Cette tisane est très-employée dans les catarrhes, l'hémoptysie, les inflammations du tube digestif (Cazin). On fait avec le gruau et le lait une sorte de bouillie qui fournit un aliment très-utile et plus léger que le riz et que l'orge mondé, et forme une nourriture douce, rafraîchissante et calmante qui convient surtout pour les enfants. On emploie aussi la semence d'avoine, en décoction, sans être privée de son enveloppe dans les maladies aiguës, pour boisson ordinaire. Julia de Fontenelle et Barthez rapportent qu'avec l'avoine et le vinaigre on fait une espèce de bouillie qu'on applique chaudement sur les douleurs de côté, et qui, bouillie dans du gros vin et appliquée chaudement dans les rhumatismes, sur la partie souffrante, la soulage considérablement.

TISANE DE SANTÉ OU DE SAINTE-CATHERINE. Il faut prendre environ trois poignées d'avoine, la meilleure, bien nette et bien lavée, et une petite poignée de racine de chicorée sauvage ; les mettre bouillir ensemble dans six pintes d'eau de rivière, pendant trois quarts d'heure; ajouter une demi once de cristal minéral et deux cuillerées de bon miel ; mettre encore bouillir le tout ensemble pendant une demi-heure, puis le passer par un linge et le laisser refroidir ; on prend cette tisane le matin à jeun, deux bons verres, en restant deux ou trois heures sans manger, et deux autres verres trois ou quatre heures après le dîner.

## BARDANE.

Herbe aux teigneux, glouteron, copeaux (famille des Synanthérées).

Description. Racine vivace et charnue, recouverte d'un épiderme d'un brun foncé ; tiges rameuses et velues ; feuilles cotonneuses ; fleurs violettes ; calice composé de plusieurs écailles dont l'extrémité s'accroche aux vêtements lorsqu'on s'en approche.

Lieux. Cette plante est très-commune dans les terrains incultes, au milieu des décombres ; elle fleurit pendant presque tout l'été.

Récolte. Sa racine se recueille au mois d'octobre; on la coupe par rouelles et on la fait sécher au four. On peut la récolter en tout temps pour l'employer fraîche.

Propriétés, usages. L'action principale de la bardane se porte sur la transpiration cutanée qu'elle augmente d'une manière marquée : c'est donc un médicament sudorifique. On l'emploie, en décoction, dans les différentes maladies de la peau, les affections syphilitiques et rhumatismales (Richard). La racine de bardane a été recommandée dans la goutte, le catarrhe pulmonaire, les dartres. Lobel assure que, cuite, elle provoque l'urine et expulse le sable. Césalpin la prescrit, en décoction, dans le crachement de sang.

Les feuilles de bardane sont vulnéraires, résolutives et cicatrisantes à l'extérieur; elles nettoient les ulcères, modifient avantageusement les plaies de la teigne, d'où son nom d'herbe aux teigneux. Appliquées fraîches sur la peau, elles y déterminent une exhalation favorable et peuvent ainsi remplacer, chez les pauvres, l'emplâtre de poix de Bourgogne (Bossu). Les cataplasmes de ces feuilles soulagent dans l'arthrite (gonflement et inflammation des articulations).

Cazin dit avoir vu un engorgement de cette nature, au poignet, se dissiper au moyen de cataplasmes de feuilles de bardane bouillies dans l'urine avec une suffisante quantité de son, appliqués matin et soir, pendant quinze jours, et recouverts avec des feuilles fraîches de la même plante. Les semences de bardane, infusées dans du vin blanc, à la dose de 4 grammes pour un demi-litre de vin, ont été administrées avec succès dans l'anasarque (espèce d'hydropisie).

Percy employait le jus ou suc des feuilles de cette plante dans les écorchures avec inflammation, dans les croûtes de lait et la teigne.

Forestus rapporte qu'un malade retenu au lit par des douleurs de goutte, sans pouvoir remuer aucun de ses membres, et ne pouvant être guéri par aucun des remèdes que lui prescrivaient les médecins, fit usage de la décoction de bardane dans la bière, ce qui lui fit rendre une grande quantité d'urines blanches semblables à du lait, et qu'il fut ainsi guéri de ses douleurs.

PRÉPARATIONS, DOSES.

Décoction (racine), 15 à 30 grammes par litre d'eau.

La décoction de bardane doit être employée avec constance, si l'on veut en éprouver de bons effets; elle agit doucement et lentement.

Remèdes contre la gale et les dartres vives. Racines de bardane et de patience, de chacune 15 grammes; faites-les bouillir avec une demi-livre de rouelle de veau dans trois litres d'eau qu'on réduira à deux bouillons. Ajoutez, à la dernière heure : cerfeuil, sommités de houblon, de chacun une poignée; fumeterre, cresson de fontaine, de chacun une demi-poignée; passez le tout par un linge avec une légère expression. Pour prendre le matin à jeun et le soir. On peut faire fondre dans chaque tasse 15 grammes de sulfate de soude. On se servira ensuite à l'extérieur de l'onguent suivant : graisse de porc, une demi-livre; céruse, 60 grammes; sublimé corrosif, 15 grammes. On fera fondre la graisse dans un pot; puis on mêlera peu à peu la céruse et le sublimé qu'on aura avant réduit en poudre; on remuera jusqu'à ce qu'ils forment onguent. On en frottera les dartres deux fois par jour, le matin en se levant et le soir en se couchant.

## BENOITE.

Herbe de saint Benoît, herbe bénite, galiote (famille des Rosacées).

Description. Tige rougeâtre, droite, rameuse et un peu velue; feuilles dentelées, velues comme celles de l'aigrémoine, mais plus rudes; fleurs jaunes, disposées en roses au sommet des tiges.

Lieux. Cette plante vivace croît naturellement dans les haies, les taillis, dans les lieux ombragés, où elle fleurit en mai et juin.

Récolte. La racine, seule partie employée, se récolte à l'automne pour la conserver.

Propriétés, usages. La racine de benoite est à la fois excitante, tonique et astringente ; on l'emploie dans la faiblesse générale, principalement dans la diarrhée, les dyssenteries chroniques, les pertes (Bossu). L'infusion dans le vin jouit d'une grande réputation comme fébrifuge. Quelques praticiens ont assuré avoir guéri des fièvres intermittentes, qui avaient résisté au quinquina, au moyen de l'infusion vineuse de la racine de benoite.

PRÉPARATIONS, DOSES.

Décoction (racine sèche), 30 grammes par litre d'eau. — (Racine verte), 60 grammes pour un litre d'eau. On prend une tasse de cette décoction toutes les deux ou trois heures.

Poudre, 1 à 4 grammes, comme tonique. — 8 à 16 grammes, comme fébrifuge. Les fièvres quartes exigent une quantité plus grande de poudre.

Vin de benoite. Prenez : racine de benoite desséchée avec soin, 64 grammes, 2 onces ; vin rouge de bonne qualité, un litre ; faites digérer pendant huit jours, et passez la liqueur. C'est un bon tonique, dont on prend quelques cuillerées avant le repas, pour exciter l'appétit et disposer l'estomac à un travail facile ; il est conseillé aux convalescents qui ont besoin de remonter leurs forces par des toniques doux et agréables. Quelques auteurs l'ont recommandé comme un bon vulnéraire, après les chutes ou autres accidents dans lesquels il y a lieu de craindre qu'il n'y ait intérieurement du sang extravasé.

## BISTORTE.

Grande bistorte, renouée bistorte (famille des Polygonées).

DESCRIPTION. Tige herbacée, droite, noueuse, haute d'environ 35 centimètres; feuilles longues, assez larges et pointues, à peu près semblables à celles de la patience, plus vertes en dessus qu'en dessous; fleurs roses disposées en épi.

LIEUX. Cette plante vivace croît naturellement dans le midi de la France, dans les bois, les prairies, les lieux humides.

RÉCOLTE. La racine, seule partie employée, se récolte au mois de décembre. On la fait sécher sur le four du boulanger.

PROPRIÉTÉS, USAGES. Il est peu de végétaux indigènes possédant la faculté astringente à un degré plus éminent; on prescrit la racine en décoction pour diminuer et même tarir les flux chroniques, telles que les fleurs blanches, la diarrhée, les dyssenteries entretenues par la débilité de la membrane intestinale, mais lorsque les symptômes inflammatoires ont disparu. Cazin dit que la racine de bistorte, unie à l'absinthe et à la racine d'aunée, en macération dans le vin blanc, lui a réussi contre les fleurs blanches sans irritation. La dose est une once de ce vin par jour. Cullen donnait la racine de bistorte en poudre, mêlée avec autant de poudre de racine de gentiane, comme fébrifuge, à la dose de 4 à 12 grammes par jour.

A l'extérieur, on s'en sert en gargarisme contre les maux de gorge, les aphthes, et pour fortifier les gencives, et en injections contre les fissures à l'anus.

PRÉPARATIONS, DOSES.

DÉCOCTION (racine concassée), 25 à 30 grammes par litre d'eau.

POUDRE, 2 à 3 grammes dans du vin, du sirop ou du miel, comme tonique.

## BOUILLON BLANC.

**Molène, bonhomme, herbe de Saint-Fiacre (famille des Scrofulariées).**

DESCRIPTION. Tige haute, droite et cotonneuse; feuilles molles, douces au toucher et couvertes d'un duvet blanchâtre; fleurs jaunes, ramassées par petits paquets et disposées en forme d'épi.

LIEUX. Cette plante se trouve au bord des chemins, dans les endroits pierreux, dans les terrains secs et sablonneux. Il y en a de plusieurs espèces, mais la plus en usage est celle à larges feuilles et à fleurs jaunes.

RÉCOLTE. Elle se fait en juillet et août, aussitôt que les fleurs sont épanouies. Il faut les faire sécher le plus promptement possible pour éviter qu'elles ne se brunissent.

PROPRIÉTÉS, USAGES. Le bouillon blanc est béchique, vulnéraire et émollient. Cette plante, dit Cazin, est un remède tout à fait domestique et généralement employé, soit à l'intérieur, soit à l'extérieur, par les habitants des campagnes, dans tous les cas où les émollients et les adoucissants sont indiqués.

Les fleurs sont prescrites en infusion, dans les catarrhes pulmonaires, la toux, le crachement de sang, les inflammations et les ardeurs de poitrine, la toux convulsive des enfants, les coliques ; dans les irritations du tube digestif et celles des voies urinaires.

La décoction des feuilles est admirable en lavement dans la dyssenterie, la diarrhée avec ténesme (épreintes douloureuses du fondement sans évacuation).

Les feuilles bouillies dans du lait et appliquées en cataplasme sur les hémorroïdes, apportent du soulagement, surtout si l'on mêle à ce cataplasme des feuilles de jusquiame noire.

Les fleurs et les feuilles bouillies dans du lait, appliquées sur les dartres rougeâtres, diminuent les démangeaisons ; elles ont une vertu calmante, employées en fomentations et plus ordinairement, sous forme de cataplasme, sur les furoncles, les brûlures, les panaris.

### PRÉPARATIONS, DOSES.

Infusion (fleurs), 10 à 30 grammes par litre d'eau. On doit passer l'infusion avant de la prendre, parce qu'il existe, sur les fleurs, de petits poils qui s'arrêtent dans la gorge et font tousser.

Décoction (fleurs et feuilles), 30 à 60 grammes par litre d'eau, pour lavement et fomentation ;— (feuilles), quantité suffisante pour cataplasmes émollients et adoucissants.

Fumigation contre les hémorroïdes. Lait de vache, un demi-litre ; fleurs de bouillon blanc, de mauve et feuilles de pariétaire, de chaque une demi-poignée ; faites bouillir le tout pendant un quart d'heure ; versez-le ensuite dans un pot-de-chambre sur lequel se place le malade pour en recevoir la vapeur. On applique ensuite, sur la partie, le résidu des plantes qui ont servi à faire la décoction.

Remède contre la dyssenterie et le ténesme. Pilez quantité suffisante de bouillon blanc, et exprimez 30 grammes de ce jus que vous ferez bouillir un instant pour les mêler dans un bouillon gras, à prendre deux fois par jour.

## BOURRACHE.

(Famille des Borraginées.)

Description. Tiges rameuses couvertes de poils ; feuilles ovales, ridées et velues ; fleurs bleues, penchées, se montrant tout l'été.

Lieux. Cette plante se cultive dans les jardins, où elle se propage avec une extrême facilité.

Récolte. La plante entière se récolte pendant toute la belle saison. On cueille les fleurs au milieu de l'été.

Propriétés, usages. La bourrache est émolliente, légèrement sudorifique, fréquemment employée, en infusion, dans le catarrhe, la fluxion et les inflammations de poitrine, la rougeole, la scarlatine, la variole.

La tisane de bourrache tempère, humecte et rafraîchit les organes, fait couler librement les urines.

La bourrache et la buglosse s'emploient communément ensemble, ou se substituent l'une à l'autre, ayant la même vertu. Le suc de bourrache se donne avec succès dans la pleurésie.

La décoction miellée, dit Gilibert, facilite l'expectoration et calme les ardeurs d'urine ; on l'administre avec succès, dit Fourcroy, dans les fièvres ardentes et bilieuses.

### PRÉPARATIONS, DOSES.

Décoction (plante), 4 à 16 grammes par litre d'eau.

Infusion (fleurs et feuilles), 8 grammes dans un litre d'eau bouillante, pour les rhumes de cerveau avec pesanteur de tête (Hœffer).

Suc de bourrache. Prenez : feuilles fraîches de bourrache, quantité suffisante pour exprimer 60 grammes de suc; mêlez ce suc dans trois ou quatre tasses de petit lait ou d'eau de veau, et ajoutez 20 grains de nitrate de potasse. C'est une excellente boisson, lorsque les reins et la vessie sont dans un état d'irritation et que les urines coulent difficilement. On en boit une tasse d'heure en heure. Il faut en même temps prendre quelques demi-bains et se faire frotter les reins et le bas-ventre avec de l'huile d'olive tiède (Roques).

Tisane pectorale adoucissante. Prenez : feuilles de bourrache, de capillaire, de tussilage, de pulmonaire, de chacun une demi-poignée; orge mondé, 10 grammes; faites bouillir le tout dans deux litres d'eau commune que vous réduirez à un litre et demi; ajoutez ensuite de la racine de guimauve 30 grammes, fleurs de mauve, une pincée; laissez infuser le tout pendant un quart d'heure; passez la liqueur sans l'exprimer et édulcorez avec environ 20 grammes de sirop de violette, de guimauve, de capillaire. La dose est d'un verre tiède, de deux heures en deux heures.

Cette tisane est employée dans la sécheresse de la poitrine, dans la toux opiniâtre; elle adoucit la pituite et la rend plus coulante; elle facilite l'expulsion des crachats.

Sirop de bourrache simple. On le prépare en faisant cuire ensemble parties égales de jus de bourrache et de sucre blanc. Il est propre pour humecter la poitrine et purifier le sang. On le donne aux mélancoliques.

## BRUNELLE.

Prunelle, bonnette, herbe au charpentier, petite consoude (famille des Labiées).

Description. Tige menue, anguleuse, un peu velue; feuilles oblongues, velues, rougeâtres; fleurs naissant au sommet des tiges, de couleur bleue ou purpurine.

Lieux. Cette plante est commune dans les prés, dans les bois, au bord des chemins. Elle fleurit en juillet et août.

Récolte. Elle est récoltée en juillet et août avec sa fleur et même sa racine.

Propriétés, usages. La brunelle est astringente, vulnéraire et détersive (qui nettoie, qui purifie). Lemery la proscrivait en décoction contre les ulcères du poumon, les hémorrhagies, les maux de gorge, l'inflammation de la langue, les ulcères de la bouche et les plaies des gencives. Les gens de la campagne l'appliquent avec succès sur leurs blessures après l'avoir écrasée. Elle arrête le sang et réunit les lèvres de la plaie.

Cesalpin employait les feuilles de brunelle pilées et appliquées en cataplasme pour faire suppurer les furoncles, les clous, les charbons pestilentiels. Dans les grandes douleurs de tête il faisait bassiner les tempes avec le jus de cette plante après l'avoir mêlé avec l'huile rosat et le vinaigre. Solander assure qu'étant bouillie dans du vin avec autant de véronique, elle arrête les pertes sanguines. Cazin rapporte que cette herbe mangée a fait disparaître les paquets hémorroïdaux et les accidents qu'ils occasionnent.

PRÉPARATIONS, DOSES.

DÉCOCTION. 30 à 60 grammes par litre d'eau.

SUC EXPRIMÉ, des feuilles, 60 à 90 grammes.

EAU VULNÉRAIRE. Racines et sommités de brunelle, de grande consoude, de sauge, d'armoise, de bugle, de chacune deux poignées; feuilles de grande marguerite, de scrofulaire, de plantain, d'aigrémoine, de verveine, d'absinthe, de fenouil de chacun une poignée; feuilles d'aristoloche, de centinode, de chacune une demi-poignée; feuilles et fleurs de millepertuis, de lierre terrestre, de chacun une demi-poignée; après avoir haché et pilé ces plantes, mettez-les dans un vase et versez dessus 5 à 6 litres de bon vin blanc, bouchez le vase et laissez infuser au soleil pendant quinze jours; passez la liqueur avec expression et mettez en bouteille.

Cette eau peut résoudre les tumeurs; elle sert à nettoyer les plaies, à faire réunir les chairs et à les fortifier; elle arrête la gangrène.

## BUGLOSSE.

(Famille des Borraginées.)

DESCRIPTION. Tiges droites rondes et rameuses et, de même que les feuilles, couvertes de poils assez longs; fleurs d'un blanc bleu.

LIEUX. Cette plante croît naturellement dans les lieux incultes, dans presque toute la France.

Propriétés, usages. La buglosse jouit des mêmes propriétés médicinales que la bourrache.

On a recommandé le jus dépuré de buglosse avec deux gros de sucre dans les palpitations de cœur. Le sirop fait avec les fleurs et les feuilles, est recommandé contre la mélancolie.

M. Ray rapporte que l'usage du vin où cette plante a été infusée, guérit les hydropiques.

### PRÉPARATIONS, DOSES.

Tisane contre la toux sèche. Racines de buglosse et de chiendent, de chacune 45 grammes ; les faire bouillir dans 2 litres d'eau jusqu'à réduction du quart ; versez cette décoction bouillante sur 15 grammes de fleurs de coquelicot et deux têtes de pavot blanc coupées menu et renfermées dans un nouet de linge ; sucrez cette décoction avec 15 grammes de sucre candi.

Tisane pour la pleurésie. Prenez : feuilles de buglosse, de bourrache, de chicorée sauvage, de chacune une poignée ; faites bouillir dans 1 litre et demi d'eau jusqu'à réduction de moitié ; passez la liqueur par un linge et ajoutez-y du sirop de violette ou de guimauve 25 grammes. La dose est d'un verre tiède de trois heures en trois heures.

Tisane contre la dyssenterie, la colique néphrétique et la rétention d'urine. Racines de buglosse 70 grammes, racines de guimauve 35 grammes, orge une demi-poignée ; fleurs de mauve et de violette, de chacune une pincée ; réglisse 12 grammes ; faites cuire le tout dans deux litres d'eau de fontaine. Cette tisane est propre pour arrêter la trop grande âcreté des humeurs dans ces maladies.

## CAILLE-LAIT.

Caille-lait jaune, petit muguet (famille des Rubiacées).

DESCRIPTION. Tige faible, lisse et rameuse; feuilles oblongues légèrement dentées; fleurs jaunes, disposées en bouquets.

LIEUX. Cette plante croît aux bords des chemins, dans les prairies, sur les pelouses sèches.

RÉCOLTE. Elle se fait au moment de la floraison. On dispose les sommités en guirlandes et on les fait sécher promptement, la fleur noircit en vieillissant et la plante perd ses propriétés.

PROPRIÉTÉS, USAGES. Le caille-lait jaune est antispasmodique, légèrement diurétique et astringent. On le recommande dans les affections convulsives et pour calmer les irritations nerveuses. Il a été mis en usage dans la gastralgie ou crampes d'estomac.

A l'extérieur, on applique la plante pilée sur les engorgements et les ulcères scrofuleux.

## CAMOMILLE ROMAINE.

(Famille des Synanthérées.)

DESCRIPTION. Tiges rameuses, faibles et velues; feuilles composées de beaucoup de découpures; fleurs blanches.

LIEUX. La nature a, pour ainsi dire, semé cette plante avec une généreuse profusion; on la voit croître de toutes parts, sur le sol de notre belle France, dans les lieux secs et sablonneux. On la cultive dans les jardins.

Récolte. Les fleurs se cueillent en juin et juillet. Ce n'est pas les plus grandes et les plus belles qu'il faut choisir parce qu'elles sont moins odorantes que les simples. On doit, dit Roques, préférer la camomille simple, récoltée dans les sites arides où elle croît spontanément, à la camomille à fleurs doubles cultivée dans les jardins, laquelle est beaucoup moins active.

Propriétés, usages. Les fleurs de camomille sont stimulantes, toniques, fébrifuge (qui chasse la fièvre), antispasmodiques, vermifuges et emménagogues. Elles sont, dit Gilibert, la consolation des hypocondriaques, des hystériques, de tous ceux dont les forces digestives languissent; elles facilitent et régularisent l'écoulement des menstrues retenues et supprimées. L'infusion simple ou dans le vin des fleurs de camomille romaine a presque toujours été l'unique moyen de combattre les fièvres intermittentes printanières.

On emploie la camomille dans les langueurs d'estomac, les digestions difficiles, les diarrhées chroniques, le défaut d'appétit, les coliques venteuses, les pâles couleurs, l'aménorrhée, les spasmes nerveux. L'infusion suffit pour débarrasser l'estomac surchargé d'aliments; elle est utile aux personnes tourmentées par des spasmes, des étouffements, dans les gastralgies, les tranchées des accouchées.

La poudre des fleurs de camomille a été donnée contre les fièvres intermittentes : c'est un remède ancien, Dioscoride le recommande. Rivière confirme cette vertu fébrifuge. M. Cazin dit l'avoir administrée dans trois cas de fièvre intermittente tierce, et avoir réussi. Wauters la substitue au quinquina.

Les lavements de camomille, selon Scorpa, seraient

efficaces contre les spasmes nerveux, l'aménorrhée, la suppression des lochies (évacuation après l'accouchement), l'hystérie.

Les fomentations et les cataplasmes faits avec la camomille, sont excellents dans la goutte, la sciatique, les hémorroïdes, et les maladies où il faut adoucir et résoudre.

### PRÉPARATIONS, DOSES.

Décoction ou infusion (fleurs), 10 ou 12 têtes par litre d'eau

Poudre (de fleurs). 2 à 4 grammes comme fébrifuge.

Huile de camomille. Fleurs sèches une partie, huile d'olive huit parties ; faites chauffer au bain-marie pendant quelques heures, passez avec expression et filtrez, pour frictions dans les rhumatismes, la goutte.

Sirop. Fleurs de camomille récentes 1 livre, eau bouillante 2 livres un quart, après vingt-quatre heures d'infusion passez avec expression, filtrez, etc.; ajoutez pour 2 livres de liqueur, sucre en poudre 3 livres et demie, faites dissoudre au bain-marie. Il est excellent pour la colique venteuse.

Lavement carminatif contre les coliques venteuses. Sommités de camomille et de mélilot, de chacun une poignée ; sommités d'anis une poignée ; faites bouillir le tout dans un litre environ de bouillon de tripes que vous réduirez à un demi-litre. Si la colique est violente on ne donnera qu'une portion de lavement.

Culture de la camomille. La camomille demande une terre légère et substantielle ; elle se multiplie par éclats au commencement de l'automne, mais elle doit être fréquemment renouvelée parce qu'elle tend à dégénérer après deux ans. On en forme des touffes et des bordures. Dans la culture en grand la camomille doit être espacée d'un à deux pieds. On la plante alors au printemps par un temps un peu humide, et elle n'a besoin d'autres soins que de la débarrasser des mauvaises herbes.

## CAPILLAIRE.

Capillaire de Montpellier, adianthe, cheveux de Vénus (famille des Fougères).

DESCRIPTION. Plante vivace, sans tige et sans fleurs; feuilles minces, crénelées et luisantes.

LIEUX. Cette plante croît dans les environs de Montpellier, dans les lieux humides et couverts, sur les murailles des puits, des grottes, des fontaines, entre les rochers.

PROPRIÉTÉS, USAGES. La décoction de capillaire forme une boisson que les médecins prescrivent dans les rhumes, les affections de poitrine et dans la toux opiniâtre. Cette plante est d'un emploi vulgaire dans les maladies des bronches et des poumons; elle rend plus facile, dit Gauthier, l'expectoration dans la toux sèche et calme le sentiment d'âcreté dans la gorge qui excite la toux. La tisane de capillaire est excellente, dit-on, pour la diarrhée.

### PRÉPARATIONS, DOSES.

DÉCOCTION. La décoction de capillaire est béchique, adoucissante lorsqu'elle est peu forte; tonique, expectorante lorsqu'elle est concentrée.

SIROP. Prenez une bonne poignée de capillaire que vous mettez dans un vase, jetez dessus trois chopines d'eau bouillante et laissez infuser pendant vingt-quatre heures; passez la liqueur et faites cuire à consistance de sirop avec trois livres de sucre, ajoutez une cuillerée d'eau de fleurs d'oranger, faites jeter encore un bouillon, laissez refroidir, puis videz le sirop dans des bouteilles.

Ce sirop est extrêmement usité pour édulcorer les tisanes pectorales. Il est bon pour la toux, les maladies de poitrine, et pour les affections de la rate.

Décoction pectorale adoucissante pour la sécheresse de la poitrine et la toux opiniatre. Feuilles de capillaire, de bourrache, de tussilage, de pulmonaire de chacun une forte pincée, orge mondé une demi-once; faire bouillir le tout dans deux pintes d'eau commune qu'on réduira à trois chopines, ajoutez deux gros de racine de guimauve et une pincée de fleurs de mauve; après avoir retiré du feu, laissez infuser pendant un quart d'heure, passez sans expression et ajoutez à la décoction 1 once et demie de sirop de capillaire. Faire prendre tiède au malade de deux heures en deux heures à la dose d'un verre.

## CAROTTE.

(Famille des Ombellifères.)

Lieux. La carotte sauvage croît dans les champs, sur le bord des chemins, dans les prés. Elle est cultivée dans les jardins.

Propriétés, usages. La racine de carotte, en décoction, a été conseillée comme apéritive dans la jaunisse. Suivant Desbois de Rochefort, la carotte prise comme seule nourriture, guérit le carreau des enfants. On a vanté sa pulpe fraîche et rapée, appliquée en cataplasme sur les tumeurs ouvertes, les gerçures du sein, les brûlures, les affections dartreuses et scrofuleuses, et sur les engorgements des mamelles. Quelques auteurs considèrent la carotte crue comme vermifuge.

Les feuilles sont vulnéraires, et les semences passent pour carminatives.

PRÉPARATIONS, DOSES.

DÉCOCTION (racine), 30 à 50 grammes par litre d'eau.

INFUSION (graine), 1 à 4 grammes par litre d'eau bouillante, comme carminatif.

SUC DE CAROTTE. On choisit des carottes très-fraîches, on les râpe et on les soumet à la presse, on laisse déposer le jus pendant quelques heures, puis on filtre. Le jus de carotte est très-sucré, il est employé contre la jaunisse et pour faire disparaître le lait des nourrices et des accouchées. La dose est d'un verre le matin à jeun.

REMÈDE CONTRE L'EXTINCTION DE VOIX, LA TOUX OPINIATRE ET L'ASTHME. On fait cuire deux ou trois carottes rouges dans l'eau pendant un quart d'heure, on passe à travers un linge, on ajoute par verre de jus de carotte deux verres d'eau. Cette dose se prend dans la journée en trois ou quatre fois.

## CARVI.

Cumin des prés (famille des Ombellifères.)

DESCRIPTION. Tige droite et rameuse; fleurs blanches disposées en ombelle au sommet des rameaux; racine charnue d'une odeur analogue à celle de la carotte.

LIEUX. Cette plante est très-commune dans les prairies, on la cultive dans les jardins.

RÉCOLTE. Elle se fait comme pour l'anis.

PROPRIÉTÉS, USAGES. Les semences de carvi sont douées d'une odeur aromatique analogue à celle du fénouil, elles sont stimulantes et carminatives; on les emploie en infusion dans la faiblesse des voies digestives, la cardialgie (picotement dans l'estomac), les coliques venteuses, pourvu que les affections ne soient pas l'effet d'une inflammation, mais d'une véritable atonie (faiblesse). La racine est regardée comme stomachique et diurétique; elle se rapproche de celle du panais, et sert d'aliment aux habitants du nord de l'Europe. Sa décoction est souvent employée dans les tisanes et dans les lavements carminatifs (contre les vents).

PRÉPARATIONS, DOSES.

INFUSION (graine), 5 grammes par litre d'eau.

CULTURE DU CARVI. La culture de cette plante est peu répandue; on la sème en automne ou à la fin de l'hiver dans une terre fraîche et bien labourée, on la cultive particulièrement pour sa graine. Le plant a besoin d'être sarclé deux ou trois fois dans le courant de l'année suivante.

## CASSIS.

(Famille des Ribésiées.)

DESCRIPTION. Tiges rameuses; feuilles ressemblant beaucoup à celles de la vigne; fleurs formant des grappes simples.

Lieu. Cet arbrisseau est cultivé dans les jardins.

Propriétés, usages. Le cassis est doué de nombreuses propriétés médicinales. La décoction de ses feuilles fortifie l'estomac, en fait cesser la douleur et excite l'appétit; elle est spécifique pour guérir la jaunisse, les pâles couleurs et les incommodités qu'elles causent: elle est utile dans les obstructions de la rate et du foie, l'enflure du visage et l'hydropisie.

Le cassis est antivenimeux : si l'on est piqué de quelque bête venimeuse, il faut aussitôt piler deux bonnes poignées des feuilles, en exprimer le suc dans du vin blanc, et on fait prendre au malade cette préparation. Pour les blessures et piqûres venimeuses des moucherons, frêlons, guêpes ou abeilles, il faut faire infuser quelques feuilles sèches dans du vin blanc, et après avoir fait saigner la plaie, appliquer ces feuilles dessus. Pour les panaris ou les tumeurs qui viennent à l'extrémité des doigts, on exprime les feuilles dessus avec le marc, et on enveloppe bien le bout des doigts couverts de ces feuilles.

Il a été constaté que l'usage d'infusions de feuilles de cassis, en guise de thé, a fait disparaître des fièvres tierces et des fièvres quartes.

### PRÉPARATIONS, DOSES.

Infusion ou décoction (feuilles et sommités), 30 à 60 gr. par litre d'eau.

Vin de cassis. Mettez dans un bocal deux litres de vin blanc ou rouge : jetez-y deux poignées de feuilles de cassis; laissez infuser à froid, pendant vingt-quatre heures; passez.

Sirop de cassis. Il faut avoir un grand coquemar, le remplir de feuilles de cassis; mettre sur ces feuilles le meilleur vin blanc que vous pourrez trouver; laisser infuser à froid pendant 8 ou 10 jours et ajouter du vin chaque jour, afin que les feuilles ne restent jamais découvertes, et tenir le vase bien bouché; faire bouillir ensuite et passer la liqueur. Sur une livre de cette liqueur, mettre une livre et demi de sucre et faire bien cuire; laisser refroidir et mettre en bouteille.

REMÈDE TRÈS-PUISSANT CONTRE LES NOEUDS DE LA GOUTTE. Feuilles de cassis, laurier commun, sauge, romarin, de chacun une poignée; mettez le tout dans un pot de terre bien vernissé, que vous remplirez de vin blanc; mettez-le ensuite sur des cendres chaudes, pour faire infuser sans bouillir. Après vingt-quatre heures d'infusion, servez-vous de cette liqueur en frottant bien les mains l'une contre l'autre, surtout aux endroits où sont les nœuds, et réitérez d'heure en heure. Il faut que cette préparation soit chaude quand vous vous en servez et continuer ce remède pendant quelque temps.

## CENTAURÉE (PETITE).

Herbe à Chiron, herbe à la fièvre, fiel de terre (famille des Gentianées).

DESCRIPTION. Tige élevée; feuilles ovales et aiguës; fleurs roses et petites, formant une espèce de bouquet à la partie supérieure des tiges.

LIEUX. Les bois, les prairies, les terres sablonneuses produisent abondamment cette jolie petite plante, où elle épanouit ses fleurs aux mois de juillet et d'août.

RÉCOLTE. Elle se fait au moment de la floraison.

PROPRIÉTÉS, USAGES. La petite centaurée est tonique,

stomachique, fébrifuge et vermifuge. On emploie ordinairement les sommités fleuries. L'infusion de cette plante ranime l'action affaiblie de l'appareil digestif; elle a été employée dans la dyspepsie, les fièvres intermittentes, les pâles couleurs, les affections scrofuleuses. Buchan en a fait usage contre le scorbut. La décoction est propre aux obstructions du foie et de la rate et à faire mourir les vers.

Cette plante, dit Chomel, est fébrifuge par excellence; on en mêle souvent une poignée dans 16 grammes de quinquina qu'on fait infuser pendant 24 heures dans un litre de vin blanc.

Ce remède emporte les fièvres que le quinquina seul n'aurait pu déraciner.

### PRÉPARATIONS, DOSES.

Infusion (sommités), 10 à 30 grammes par litre d'eau.

Vin de centaurée. 60 grammes par litre de vin. ontre les affections atoniques de l'estomac (Hoeffer.)

Eau de santé. Prenez : petite centaurée, romarin, chicorée, mélisse, du tout une demi-poignée; faites infuser pendant 24 heures dans un litre d'eau ; passez cette infusion par un linge, puis ajoutez : eau de romarin, de mélisse, suc de roses, suc de chicorée, du tout 64 grammes, 16 grammes de rhubarbe, faites infuser le tout pendant 48 heures, après quoi vous passez l'infusion. Cette eau est bonne dans la pituite pour fortifier l'estomac et purger doucement.

## CERFEUIL.

Cerfeuil cultivé (Famille des Ombellifères).

Lieu. Cette plante, que tout le monde connaît, est cultivée dans les jardins pour ses propriétés médicinales, économiques et culinaires.

Propriétés, usages. Peu de plantes, dit Mocquart, sont plus amies de l'estomac. Le cerfeuil semble convenir à tous les âges, à tous les tempéraments : son emploi n'est pas borné à l'économie domestique, les médecins s'en servent avec succès pour la guérison de diverses maladies. Doué d'une vertu stimulante modérée, il porte principalement son action sur les organes glanduleux, ce qui le rend fort utile dans les affections des viscères (entrailles), et dans les affections des voies urinaires. On prescrit le suc ou jus de ses feuilles à l'intérieur comme apéritif et désobstruant, contre la jaunisse et les engorgements du foie; son infusion convient dans l'hépatite chronique, les engorgements laiteux des mamelles. Le jus de cerfeuil pris à la dose de 64 grammes avec autant de bouillon de veau est un bon remède dans la jaunisse et les pâles couleurs. On pense que pour les chutes et les coups violents, la décoction de cerfeuil prise intérieurement, ou le marc de la plante appliqué sur la partie meurtrie, dissolvent le sang coagulé.

Rivière assure avoir vu réussir, dans l'hydropisie, le jus de cerfeuil à la dose de 32 grammes avec autant de vin blanc, en prenant cette potion plusieurs matins de suite. Roques confirme cette opinion et est d'avis que ce jus délayé dans du petit-lait ou dans une décoction de chiendent, peut contribuer à la guérison de certaines ydropisies, en facilitant le cours des urines,

Pleuck conseille le jus de cerfeuil à grandes doses, dans du petit-lait contre les dartres.

Buchan a ordonné, dans les constipations opiniâtres, 'emploi du bouillon aux herbes fait avec le cerfeuil, l'oseille, la poirée, la laitue, à la dose d'une poignée chacune, auquel on ajoute un peu de beurre.

A l'extérieur cette plante est employée soit en lotions, soit en cataplasmes dans les hémorroïdes, les ngorgements laiteux, les érysipèles, l'ophthalmie (inammation du globe de l'œil). Le *Journal de médecine et de chirurgie* constate la guérison d'une ophthalmie ntense avec sécrétion muqueuse, au moyen de cataplasmes faits avec cette plante cuite pendant dix minutes, placés à nu sur la partie affectée, en ayant soin de soumettre en même temps l'œil malade à de nombreuses otions avec la décoction de cerfeuil.

Cazin dit avoir souvent employé le cerfeuil pilé, en cataplasmes, sur les mamelles engorgées.

Simon Pauli et Tournefort ont conseillé le cataplasme de cerfeuil passé par la poêle avec le beurre, appliqué sur le ventre, dans les tranchées et la rétention d'urine.

La décoction de cerfeuil dans du lait, versée dans un bassin sur lequel on s'assied, apaise les douleurs des hémorroïdes.

## PRÉPARATIONS, DOSES.

**Infusion.** 30 à 60 grammes par litre d'eau ou de petit-lait.

**Décoction.** Même quantité pour lotions.

**Vin de santé.** Sur la fin d'avril et au commencement

de mai, prenez une bonne poignée de jeune cerfeuil avec un peu moins de petite centaurée que vous ferez infuser dans environ deux litres de vin blanc ; prenez aussi 60 grammes de miel que vous ferez bouillir dans un demi litre d'eau de rivière, ayant soin de le bien écumer : après quoi mêlez et laissez le tout ensemble pendant vingt-quatre heures au bout desquels vous passerez le vin par un linge.

Ce vin débarrasse les humeurs glaireuses de l'estomac, donne de l'appétit et tient le ventre libre.

**Culture du cerfeuil.** On le sème en été tous les quinze jours, si l'on veut jouir sans interruption de ses feuilles. Les semences doivent être très-peu recouvertes : elles lèvent au bout de quelques jours.

## CERISIER.

(Famille des Rosacées.)

**Propriétés, usages.** Les cerises sont rafraîchissantes, tempérantes et diurétiques : elles sont amies de l'estomac et excitent l'appétit.

Les cerises rouges, et notamment celles de Montmorency, sont plus salubres et plus agréables : on en exprime le jus qu'on délaie dans une suffisante quantité d'eau sucrée, pour former une boisson qu'on donne avec avantage dans les fièvres inflammatoires bilieuses, les embarras gastriques, les obstructions des viscères, les inflammations des intestins, la jaunisse, la constipation. Cette boisson, à la fois sucrée et acidulée, convient singulièrement aux malades. Elle tient le ventre libre et favorise l'évacuation de l'urine. Les cerises rouges crues, mangées en grande quantité, ont fait disparaître des constipations opiniâtres. On peut les permettre cuites ou crues aux malades qui éprouvent de la chaleur dans les entrailles.

Tissot recommande l'infusion des queues de cerises dans les catarrhes pulmonaires opiniâtres. La décoction a été employée dans la gravelle, les chaleurs de la vessie et de l'urine.

Fernel cite plusieurs exemples de mélancoliques guéris par la décoction de cerises desséchées.

PRÉPARATIONS, DOSES.

VIN DE CERISES. On prend des cerises bien mûres: on les écrase après avoir ôté les queues et les noyaux, et on les fait fermenter dans un baril ou dans une cruche pendant quelques jours, après quoi on exprime le jus et on le verse dans un autre baril ou vase quelconque en ajoutant les noyaux qu'on aura cassés avec une demi-livre de sucre par litre de jus: la fermentation recommence. Quand elle a cessé vous soutirez la liqueur ou bien vous la passez pour la conserver dans des bouteilles bien bouchées. Ce vin de cerises se conserve pendant plusieurs années : il est stomachique. On le prend par petits verres dans la gravelle, la rétention d'urine, etc.

SIROP DE CERISES ROUGES. On prendra des cerises avant leur parfaite maturité : on les écrasera, on en tirera le suc ou jus qu'on laissera dépurer au soleil pendant deux jours: on le filtrera: on y mêlera un égal poids de sucre blanc, et l'on fera cuire le mélange en sirop. Il rafraîchit, désaltère et tempère la bile. On le prend avec de l'eau.

POTION CONTRE LES CONVULSIONS DES ENFANTS. Prenez eau de cerises noires, fleurs de tilleul, de chacune une once : poudre de valériane, 1 gramme : mêlez le tout, pour une potion à prendre par cuillerées de deux heures en deux heures.

## CHANVRE.

(Famille des Urticées.)

Tout le monde connaît cette plante.

PROPRIÉTÉS, USAGES. Chibille, praticien, dit avoir vu réussir l'infusion des feuilles de chanvre dans les rhumatismes chroniques ; il ajoute que les fleurs fraîches, appliquées en cataplasme, disposent les humeurs froides à leur résolution. Tode regarde l'infusion des feuilles comme un excellent moyen de calmer la vive irritation des voies urinaires qui accompagne les blennorrhagies très-inflammatoires. Sylvius Delaboé a guéri plusieurs malades de la jaunisse par les grumes de chènevis, cuites dans du lait de chèvre. Les feuilles de chanvre infusées dans du vin blanc provoquent les urines et l'écoulement menstruel.

## CHÉLIDOINE.

Grande Éclaire (famille des Papaveracées.)

DESCRIPTION. Tige rameuse ; fleurs jaunes. Toute la plante donne un suc laiteux, jaunâtre, très-âcre, qui est rangé parmi les poisons.

LIEUX. Cette plante se rencontre le long des haies autour des puits, sur les vieilles murailles.

RÉCOLTE. La chélidoine qui a été cueillie dans un terrain sec et sur les vieilles murailles est beaucoup plus active que celle qui a crû dans les lieux humides et ombragés.

Propriétés, usages. La racine de cette plante coupée par morceaux, infusée ensuite dans du fort vinaigre avec du sel, fournit un bon remède pour bassiner les dartres. On fait usage de son suc pour détruire les verrues, poireaux et autres durillons.

## CHÊNE.

(Famille des Cupuliférées.)

Qui ne connaît cet arbre le plus beau, le roi de nos forêts; il se trouve dans toutes les forêts de l'Europe.

Récolte. L'écorce du chêne doit être prise sur les branches de trois ou quatre ans, un peu avant la floraison qui a lieu en avril ou mai. Les feuilles se récoltent pendant l'été, les glands dans l'automne.

Propriétés, usages. L'écorce, les fruits et les feuilles, parties du chêne usitées, sont toniques, astringents et fébrifuges.

L'écorce est un puissant astringent qu'on emploie avec succès contre les diarrhées chroniques, les hémorrhagies passives, l'hémoptysie ou crachement de sang, les flueurs blanches sans irritation, les fièvres intermittentes, l'incontinence d'urine; c'est, dit M. Bossu, l'un de nos meilleurs fébrifuges indigènes, surtout si on lui associe la gentiane, la camomille, mélange qui a été décoré du nom de *quinquina français*.

Cazin a employé la poudre d'écorce de chêne mêlée avec du miel à la dose de 2 à 4 grammes, contre les hémorrhagies utérines qui n'avaient cédé à aucun autre moyen.

A l'extérieur la décoction d'écorce de chêne est fréquemment employée en lotions, en injections, contre les flueurs blanches, la chute du vagin, la gangrène, les ulcères.

Les feuilles de chêne infusées dans du vin rouge avec addition de miel, forment un gargarisme excellent contre le relâchement des gencives.

Les glands, cuits et réduits en poudre, étaient employés jadis contre la diarrhée. L'infusion de cette poudre est connue sous le nom de café de glands. Le café de glands est efficace dans les affections scrofuleuses, le carreau, la faiblesse des organes digestifs, la langueur des fonctions vitales, la colique venteuse.

Barras a guéri des douleurs d'estomac et des dyspepsies (on appelle ainsi l'habitude des mauvaises digestions) par l'usage de l'infusion sucrée de poudre de glands prise après le repas.

### PRÉPARATIONS, DOSES.

Décoction (écorce), 8 à 20 grammes par litre d'eau pour l'intérieur.

Décoction. 30 à 60 grammes par litre d'eau à l'extérieur.

Infusion (poudre de glands), 30 à40 grammes par litre d'eau.

Gargarisme. Culler conseille, contre le mal de gorge, le gargarisme suivant: décoction concentrée d'écorce de chêne une livre; alun un gramme; eau-de-vie 32 grammes.

Injection contre l'hémorrhagie du nez. Décoction de 15 grammes de tan dans un litre et demi d'eau réduit à un litre, dans lequel on ajoute 2 grammes d'alun : on injecte dans les narines.

## CHICORÉE SAUVAGE.

(Famille des Synanthérées.)

Description. Tige droite, peu rameuse, parsemée de poils; feuilles profondément découpées, fleurs d'un joli bleu.

Lieux. Cette plante croît sur le bord des chemins; on la cultive dans les jardins.

Récolte. La racine se récolte au mois de septembre; les feuilles au mois de juin. Il vaut mieux les employer fraîches que sèches.

Propriétés, usages. La chicorée sauvage est un remède domestique, un médicament simple, trop négligé; et cependant il en est peu d'aussi utile, d'aussi salutaire. Les anciens et les modernes s'accordent sur ses vertus; mais l'homme malade dédaigne les remèdes de son champ ou de son jardin. Une sorte de tisane préparée avec ses feuilles ou sa racine, à laquelle on ajoute un peu de miel, est bonne pour dompter les fièvres intermittentes de l'automne, contre lesquelles on a épuisé les plus puissants fébrifuges. On voit tous les jours les maladies de la peau, telles que les dartres, les éruptions, les rougeurs, résister à tout l'appareil pharmacologique, puis s'amender par des méthodes plus douces, plus simples, empruntées à la famille des chicoracées. La chicorée sauvage, la laitue, le pissenlit, sont à la fois des remèdes et des aliments (Roques). La chicorée, dit Geoffroy, affermit les fibres relâchés de l'estomac; elle excite l'appétit et aide la digestion; elle purifie les conduits urinaires, elle facilite la transpiration. Suivant plusieurs praticiens, elle aurait été employée dans les inflammations de la gorge et de la poitrine. La racine de chicorée opère des merveilles dans les obstructions des viscères et les maladies qui en dérivent. Si l'on en croit certains observateurs, une femme hystérique aurait été guérie par l'usage du suc de cette plante, la mélancolie aurait cédé à l'emploi des bouillons; et la décoction qu'on en prépare, soit seule, soit avec du lait, aurait eu les plus grands succès dans les fièvres lentes.

L'infusion ou une légère décoction des feuilles est une boisson calmante et rafraîchissante, qu'on peut employer avec avantage dans les embarras des premières voies. (*Flore médicale*). Cette plante est un peu dépurative, fondante et apéritive; on l'emploie très-fréquemment dans l'atonie du canal intestinal, dans la jaunisse, les obstructions du foie (Bossu).

PRÉPARATIONS, DOSES.

INFUSION (feuilles), 10 à 15 grammes par litre d'eau.

DÉCOCTION (racine), 15 à 30 grammes par litre d'eau.

SIROP DE CHICORÉE SIMPLE. On peut le faire avec le suc ou jus de la chicorée sauvage dépurée et partie égale de sucre blanc. On fait cuire en consistance de sirop. Il est apéritif et purifie le sang. On le donne, comme purgatif pour les enfants, à la dose de 8 à 40 grammes.

TISANE PURGATIVE. Faites infuser dans une décoction de chicorée, d'aigrémoine et de capillaire, 8 grammes de séné, et 32 grammes de tamarin; passez le tout, et ajoutez 32 grammes de sirop de rhubarbe.

## CHIENDENT.

Chiendent des boutiques, froment rampant (famille des Graminées)

Lieux. Le chiendent croît dans les lieux cultivés ou incultes et s'y propage si vite, qu'il envahit bientôt les terrains où il se montre, si l'on ne prend le soin de l'arracher,

Récolte. La racine de chiendent se récolte dans le mois de septembre, et après l'avoir battu pour enlever l'épiderme, on le fait sécher par petites bottes. Il est préférable de l'employer fraîche.

Propriétés, usages. Cette plante est émolliente, rafraîchissante, diurétique, apéritive, vulnéraire et fébrifuge. La tisane faite avec de la racine de chiendent, peut être employée dans les maladies du foie, dans la jaunisse, dans les coliques qui sont dues à la présence de calculs biliaires, dans la néphrite, ainsi que dans les fièvres intermittentes. (*Flore médicale.*) La tisane de chiendent est employée dans l'inflammation des reins, de la vessie, au commencement de la gravelle, les urines rares et même nulles. Le chiendent est froid, il ne faut pas en faire abus.

### PRÉPARATIONS, DOSES.

Tisane. La tisane de chiendent se prépare en versant sur 20 à 25 grammes de cette racine, une certaine quantité d'eau bouillante qui doit être jetée presque aussitôt. On verse ensuite un litre d'eau que l'on fait bouillir lentement. On y ajoute de la réglisse, quelquefois on y associe l'orge ou d'autres substances qui modifient la propriété de cette boisson.

Tisane cordiale et apéritive. Prenez : racines de chiendent, d'ache, de persil, de fenouil, d'asperge, de chacune 16 grammes, feuilles de laitue, de chicorée, d'aigrémoine, de chacune une poignée; fleurs de buglosse, de bourrache, de violette, de chicorée, de chacune une pincée; faites bouillir le tout dans trois litres d'eau jusqu'à réduction de moitié; passez, et ajoutez un peu de sirop de violette pour rendre cette tisane plus agréable.

Infusion contre la rétention d'urine. Prenez : racines de chiendent, de persil, de chacune 16 grammes; baies de genièvre concassées 2 grammes, fleurs de millepertuis 2 pincées; faites infuser le tout dans deux litres de vin blanc pendant vingt-quatre heures dans un vase bien bouché; passez, et ajoutez 60 à 70 grammes de sucre, à prendre le matin et le soir.

Remède contre la gravelle. Faites bouillir dans un litre d'eau, pendant un quart d'heure, une poignée de racine de chiendent; ajoutez-y un peu de racines de fraisier, d'oseille, de pissenlit et de feuilles d'aigrémoine; faites bouillir quelques minutes; passez et laissez refroidir, à prendre pour boisson ordinaire.

## CHOU VERT, CHOU ROUGE.

(Famille des Crucifères.)

Propriétés, usages, Le chou est pectoral, il est recommandé pour les maladies de poitrine; mais le chou rouge passe pour plus actif que le chou vert, et on doit, dans tous les cas, le préférer quand on a la faculté de le choisir. On le joint aux bouillons adoucissants que l'on donne contre l'enrouement, les catarrhes chroniques, la phthisie.

Cazin dit avoir employé, avec avantage, le bouillon de mou de veau et de chou dans les affections catarrhales chroniques et dans la phthisie pulmonaire.

Chelins a conseillé, contre les croûtes de lait des enfants, la décoction de 16 grammes de chou vert dans du lait que l'on donne par tasses matin et soir, ou 16 grammes de cette plante desséchée et réduite en poudre que l'on donne chaque jour dans du lait ou de la bouillie.

A l'extérieur on emploie les feuilles de chou, sous forme de cataplasmes, contre les douleurs goutteuses et rhumatismales et contre le gonflement des articulations. Dans ce cas on détache d'un chou les feuilles les plus externes, celles que le jardinier et la fruitière jettent le plus ordinairement au rebut; on écrase avec le manche d'un couteau toutes les nervures de la feuille, on superpose l'une sur l'autre quatre ou cinq de ces feuilles, on les présente au feu de façon à les flétrir un peu ; on applique le cataplasme à nu sur la partie malade et on l'y retient appliqué avec des bandes, un mouchoir ou une serviette. Les feuilles de chou cuites dans du vin blanc, puis étendues sur les tumeurs des goutteux, après les avoir bassinées avec le vin, sont un excellent remède pour ramollir et adoucir la douleur de l'inflammation. Les habitants de la campagne appliquent sur les points de côté et les douleurs de tête, les feuilles de chou après les avoir fait chauffer un peu. On indique les feuilles de chou bouillies dans du vin, contre les ulcères de la peau et même pour la lèpre ; le bouillon de chou a été regardé comme propre à dissiper l'ivresse. La décoction des graines est employée contre les vers des enfants. Le cataplasme fait avec les feuilles de chou blanc et les poireaux amortis dans la poêle avec du fort vinaigre, est un remède populaire dans la pleurésie, en l'appliquant sur le côté malade.

PRÉPARATIONS, DOSES.

TISANE. Elle se fait avec la décoction de deux ou trois poignées de chou coupé par morceaux dans environ deux litres d'eau, on ajoute ensuite 64 grammes de miel qu'on fait écumer.

SIROP DE CHOU ROUGE. Prenez : environ un litre de jus de chou clarifié avec le blanc d'œuf ; ajoutez une livre de miel blanc de Narbonne, écumez, faites-y fondre une livre de sucre et ajoutez 10 grammes de safran, faites cuire le tout jusqu'à consistance de sirop. Il est pectoral, adoucissant et antiscorbutique et est particulièrement utile aux asthmatiques.

SIROP DE CHOU CONTRE L'ENROUEMENT ET L'EXTINCTION DE VOIX. Prenez : orge mondé et raisins secs, de chacun 4 grammes ; réglisse 8 grammes, 6 figues ; hysope et capillaire, de chacun une demi poignée, oignons blancs 16 grammes, un chou rouge haché menu ; faites bouillir le tout, et sur chaque livre de décoction, ajoutez : une cuillerée de miel blanc et suffisante quantité de sucre.

## CITRONNIER.

(Famille des Aurantiacées.)

Cet arbre est cultivé partout en Europe. On utilise ses fruits (citrons) et les écorces ou zestes de citron.

PROPRIÉTÉS, USAGES. Le suc ou jus de citron est rafraîchissant, diurétique, astringent et vermifuge. On le prescrit contre le vomissement et le scorbut. On a vu des palpitations nerveuses rebelles à tous les moyens, céder comme par enchantement à quelques cuillerées de suc de citron. On l'a vanté comme un moyen d'une grande efficacité dans la dyssenterie, les angines gangréneuses. Cazin dit avoir vu plusieurs fois employer avec succès, contre les fièvres intermittentes, le suc de citron mêlé avec une tasse de café très-chaud. Ce moyen populaire administré avant de se mettre au lit, provoque une abondante transpiration. Fourcroy a employé le suc de citron pour guérir les aphthes ou petits ulcères de la bouche. Le jus de citron avec du beurre frais, le faisant fondre à un feu très-doux, fait une pommade excellente pour les dartres. Le suc ou jus de citron est doué d'une grande efficacité dans les cas d'empoisonnement par les narcotiques et par les substances vénéneuses comme la ciguë.

On fait avec le citron, la *limonade commune* dont l'usage est recommandé dans les embarras gastriques, les nausées (envie de vomir), le dégoût, les vomissements, la jaunisse, les calculs biliaires, les fièvres inflammatoires, bilieuses, putrides, typhoïdes.

On se sert de l'écorce de citron comme d'un excellent masticatoire dans le relâchement des gencives.

### PRÉPARATIONS, DOSES.

Limonade. La manière la plus simple de faire cette boisson consiste à exprimer, dans l'eau, un ou deux citrons coupés par le milieu, on y ajoute une suffisante quantité de sucre, ou de sirop de groseille.

Limonade cuite. On fait infuser pendant une heure un ou deux citrons coupés par tranches dans environ un litre d'eau bouillante, et on sucre.

Remède contre l'esquinancie. On prend du suc ou

jus de citron qu'on sale et dans lequel on trempe des linges qu'on applique sur la gorge, il en est qui emploient les tranches de citron salées. J'ai vu ce moyen résoudre très-brusquement une esquinancie et qui empêchait totalement la déglutition (Récamier).

## CITROUILLE.

Courge, potiron (famille des Cucurbitacées).

DESCRIPTION. Tige creuse, portant sur terre, fragile, velue et garnie de feuilles découpées; fleurs jaunes, formées en cloche.

LIEUX. Cette plante est cultivée dans tous les jardins pour les besoins économiques.

PROPRIÉTÉS, USAGES. La chair de la citrouille est humectante, pectorale et rafraîchissante. Prise en décoction elle est propre à tempérer la chaleur des entrailles. Selon Mathiole les feuilles vertes appliquées sur les mamelles des nouvelles accouchées leur font perdre le lait. La citrouille pilée crue et appliquée en cataplasme, apaise et guérit les brûlures. La graine de ce fruit bouillie dans l'eau adoucit et rafraîchit le sang; elle tempère l'ardeur de l'urine, le calcul, l'ulcération des reins et de la vessie.

### PRÉPARATIONS, DOSES.

LAVEMENT RAFRAICHISSANT. Ecrasez et faites bouillir dans 250 grammes de petit lait ordinaire, 32 grammes (1 once) de la chair de citrouille ; lorsque le tout est réduit d'un tiers, on passe par un linge. Ce lavement, est utile dans les cas d'irritation et de chaleur intestinale.

## COCHLÉARIA.

Herbe aux cuillers (famille des Crucifères.)

Description. Tiges inclinées, rameuses, vertes et dépourvues de poils; feuilles d'un vert foncé; fleurs blanches, ramassées en bouquet court.

Lieux. Cette plante habite les côtes maritimes; elle croît spontanément sur les Pyrénées. On la cultive dans les jardins comme un antiscorbutique précieux, elle fleurit en mai et juillet.

Récolte. Le cochléaria perd, par la dessiccation, une grande partie de sa propriété. on le cueille pendant sa floraison et l'emploie à l'état frais.

Propriétés, usages. Cette plante, dit Bossu, est évidemment excitante ; c'est, après le raifort, l'antiscorbutique le plus puissant; elle convient, en infusion, dans la cachéxie, les affections scrofuleuses; dans les catarrhes pulmonaires avec sécrétion abondante des bronches, l'asthme, les maladies chroniques de la peau.

Cazin recommande le mélange à partie égale de jus de cochléaria, de trèfle d'eau, de cresson dans les affections scorbutiques arrivées même au plus haut degré et caractérisées par l'altération du sang.

Dubois de Rochefort a vanté son usage dans les maladies calculeuses; Stalh, dans les fièvres quartes; Sydenham, dans le rhumatisme chronique vague; Roques, dansquelques paralysies, les fièvres intermittentes d'automne, l'hydropisie, les dartres. Mais il faut se garder de l'employer quand il y a irritation inflammatoire, dans les toux sèches, les crachements de sang, les palpitations, les congestions sanguines au cerveau (Cazin).

A l'extérieur les feuilles se montrent utiles étant appliquées sur les ulcères scorbutiques; elles sont d'un fréquent usage, comme masticatoire, pour remédier au gonflement des gencives et pour les fortifier; elles doivent être fraîches et nouvellement cueillies. On s'en sert pour nettoyer les dents.

Le suc ou jus de cochléaria étendu dans l'eau, convient en gargarisme, pour nettoyer et raffermir les gencives scorbutiques.

PRÉPARATIONS, DOSES.

Infusion (feuilles). 20 à 40 gr. par litre d'eau, de bière, de vin, de lait, ou de petit lait.

Suc contre le scorbut. Feuilles récentes de cochléaria et d'ortie, de chaque deux poignées; racines de raifort sauvage ratissées quatre onces; piler, puis exprimer le jus qu'on mêle avec du sucre blanc pour en prendre quatre fois par jour.

Recette d'une liqueur souveraine pour guérir les maux de dents, les conserver et fortifier les gencives. Prenez: romarin, cochléaria, sauge, de chaque 60 grammes. Le tout en herbe fraîche hachée grossièrement; citron coupé par tranches, cannelle pulvérisée 8 grammes; mettez ces drogues dans une cruche contenant 1 litre d'eau-de-vie de Cognac; bouchez bien cette cruche et laissez infuser pendant un mois; agitez ce mélange de temps en temps et passez.

On se lave la bouche tous les matins avec 8 ou 10 gouttes de cette liqueur dans une cuillerée d'eau tiède. Quand on a mal aux dents il faut se laver la bouche avec cette liqueur pure et la garder le plus longtemps possible. Cette préparation prévient la carie des dents et raffermit les gencives.

## COIGNASSIER.

(Famille des Rosacées.)

LIEUX. Cet arbre est cultivé dans toute la France; ses fruits et ses graines sont estimés.

PROPRIÉTÉS, USAGES. Les coings sont stomachiques, astringents et nourrissants. La décoction, la gelée ou le sirop conviennent dans les faiblesses des organes digestifs, la diarrhée, la dyssenterie chronique, l'hémoptysie ou crachement de sang, les vomissements.

Les pepins ou semences de coings sont adoucissants; on en fait un remède excellent pour les hémorroïdes, en les faisant bouillir dans du lait après les avoir dépouillés de leur écorce; on en emplit des petits sachets de toile qu'on applique chaudement sur les hémorroïdes et qu'on renouvelle de demi-heure en demi-heure (Chomel). La décoction des pepins est employée à l'intérieur dans les irritations des voies digestives et urinaires; dans la bronchite et la diarrhée.

Cazin a donné avec succès aux enfants atteints de diarrhées abondantes, une mixture composée de sirop de coing (30 grammes) et d'infusion concentrée de sauge (60 grammes).

Les feuilles sont estimées par les habitants de la campagne pour dessécher les vieux ulcères; ils les appliquent après les avoir fait tremper dans du vin chaud.

Le bois est donné en décoction dans les dévoiements invétérés.

### PRÉPARATIONS, DOSES.

DÉCOCTION. Coings coupés par morceaux et pepins

dans suffisante quantité d'eau contre les diarrhées chroniques et le crachement de sang.

Suc ou jus. Mêlé avec l'eau de menthe et un peu d'eau de cannelle pour arrêter le vomissement.

Vin de coings. On l'obtient par l'infusion dans le vin de ce fruit divisé par tranches. Il convient dans la faiblesse générale, dans les convalescences; mais il a l'inconvénient de produire la constipation. Ce vin est employé à l'extérieur pour le relachement du vagin, les chutes de matrice, le boursoufflement des gencives (Cazin).

Sirop. Vous râpez suffisante quantité de coings ; vous passez par un linge, et vous mettez le jus dans un vase; vous ajoutez partie égale de sucre blanc et vous faites cuire ce mélange jusqu'à consistance de sirop.

Pommade contre la brulure. Faites bouillir une pincée de pepins de coings dans un demi-verre d'eau; mêlez avec partie égale de graisse de porc récente fondue et un peu camphrée; appliquez cette pommade sur un linge recouvert ensuite d'une épaisse carde de coton; renouvelez toutes les vingt-quatre heures.

## CONSOUDE (grande).

Oreille d'âne (famille des Borraginées).

Description. Tige dressée un peu branchue et velue; feuilles dures au toucher et velues; fleurs d'un blanc jaunâtre ou d'une teinte purpurine.

Lieux. Cette plante est très-commune dans les lieux humides. Elle se trouve dans les prés, sur le bord des ruisseaux.

Récolte. On se procure en tout temps, pour l'employer fraîche, la racine de grande consoude. Si on veut la faire sécher, on la coupe par tranches sur sa longueur.

PROPRIÉTÉS, USAGES. La racine de grande consoude est adoucissante, émolliente, béchique et astringente. On l'emploie dans l'hémoptysie (crachement de sang), l'hématurie (pissement de sang), les catarrhes, la diarrhée et vers la fin de la dyssenterie (*Flore médicale*).

M. le docteur Roques rapporte avoir soigné, pendant dix-huit ans, un vieillard sujet aux catarrhes pulmonaires et aux crachements de sang, qui a toujours été soulagé soit par le sirop de grande consoude, soit par la tisane faite avec la racine de la même plante. Ce docteur ajoute que cette tisane avec le sirop de gomme arabique et le suc de citron, lui ont souvent réussi dans le crachement de sang des vieillards et des personnes délicates.

Chomel dit que pour calmer les douleurs de la goutte, il faut faire bouillir la racine de grande consoude et l'appliquer en cataplasme sur le mal, le plus chaudement qu'il sera possible.

Suivant M. Cazin, on calme et l'on guérit même les gerçures du sein chez les nourrices, en introduisant le mamelon dans un morceau de racine de grande consoude creusé en forme de dé à coudre.

La racine récemment coupée et râpée s'emploie pour opérer la réunion des plaies et des contusions.

### PRÉPARATIONS, DOSES.

DÉCOCTION (racine). 15 à 30 grammes par litre d'eau en tisane. Si l'on se sert de racine sèche, il faut la dépouiller de son écorce. Si la décoction a bouilli trop longtemps, elle devient indigeste. Il ne faut point la faire dans un vase de fer.

CATAPLASME CONTRE LA CHUTE DU FONDEMENT. Racine de grande consoude pilée avec de la farine d'orobe, de chacune parties égales : faire cuire le tout avec une suffisante quantité de gros vin rouge ou d'eau de forgeron en consistance de cataplasme que l'on réitérera suivant le besoin.

SIROP DE CONSOUDE DE FERNEL. Prenez : sommités et racines de grande consoude, une poignée; roses rouges, bétoine, plantain, pimprenelle, scabieuse, pas-d'âne, de chacun deux poignées ; pilez le tout en commençant par les racines ; exprimez par un linge pour en tirer le suc ; faites bouillir la liqueur et passez ; ajoutez deux livres et demie de sucre, et faites cuire ensuite à consistance de sirop.

Il est bon pour arrêter les crachements de sang et les autres hémorrhagies. Il fortifie les poumons et la poitrine, et modère les cours de ventre.

ENTORSES GUÉRIES INSTANTANÉMENT. On couvre de suite l'articulation d'un cataplasme fait avec de la grande consoude ratissée, imbibée d'huile.

## COQUELICOT.

Pavot rouge, ponceau, (famille des Papavéracées).

DESCRIPTION. Tige droite, mince, chargée de poils rudes ; feuilles également velues, découpées profondément et dentées ; fleurs d'un rouge vif, quelquefois blanches, plus souvent panachées.

LIEU. Répandu en profusion dans les moissons et les champs cultivés, il n'est point de bouquet champêtre dont le coquelicot ne fasse l'ornement.

Récolte. On récolte les fleurs de coquelicot pendant le temps que dure la floraison. Il faut les faire sécher promptement sans les froisser. On les conserve en lieu sec, dans des vases clos.

Propriétés, usages. L'infusion des fleurs de coquelicot est béchique, calmante, adoucissante et sudorifique. Elle est employée dans les rhumes, les catarrhes et autres maladies aiguës des poumons, dans les inflammations de poitrine, les toux sèches et anciennes, les fièvres éruptives, les tranchées des enfants, la coqueluche, dans certains maux de gorge et dans les circonstances où il faut calmer une vive douleur et procurer un sommeil tranquille. Suivant Roques, l'infusion des fleurs de coquelicot, mais légère, convient, après les saignées, dans la péripneumonie (inflammation des poumons avec oppression), dans la pleurésie et autres affections pulmonaires aiguës. Elle facilite l'expectoration et dispose aux sueurs qui terminent ordinairement ces maladies. Cette infusion doit être édulcorée (adoucie) avec du miel, du sirop de capillaire, de guimauve ou de gomme arabique. Le même auteur fait observer que le sirop de coquelicot, ou l'infusion préparée avec les fleurs, valent mieux et sont plus salutaires que toutes les pâtes béchiques qu'on prône si haut dans nos feuilles périodiques.

Chomel affirme que la décoction faite avec douze têtes de coquelicot, 62 grammes de réglisse et une poignée d'orge, est très-utile dans les affections de poitrine.

On a beaucoup vanté l'infusion des fleurs de coquelicot associées à celle de semences de lin, dans la pleurésie.

Fouquet en administrait le suc, à la dose de 20 centigrammes à 1 gramme, dans la coqueluche et les maladies nerveuses et convulsives.

PRÉPARATIONS, DOSES.

INFUSION (fleurs), 5 à 15 grammes par litre d'eau.

EXTRAIT. Il est administré à la dose de 2 à 4 grammes. Il est calmant et procure un sommeil fort doux.

SIROP DE COQUELICOT. On prendra 375 grammes de fleurs de coquelicot nouvellement cueillies. On les mettra dans un pot de terre vernissé et on versera dessus un litre et demi d'eau bouillante; on couvrira le pot et on laissera infuser pendant huit heures; on passera à travers un linge avec expression; on met de nouvelles fleurs qu'on laisse infuser pendant huit heures sur les cendres chaudes; on passera l'infusion comme la première fois; on mêlera dans l'infusion coulée 3 livres de sucre; on clarifiera ce mélange au blanc d'œuf, et on le fera cuire en sirop. On le donne par petites cuillerées dans une tasse de quelque tisane pectorale. On en fait usage pour le rhume, l'esquinancie, la pleurésie, le crachement de sang. Il provoque un peu le sommeil et la sueur.

## CORIANDRE.

(Famille des Ombellifères.)

DESCRIPTION. Tige dressée; fleurs blanches ou d'un bleu rosâtre.

LIEUX. Cette plante nous avertit de sa présence par l'odeur infecte de ses feuilles et de sa tige. Elle est assez commune aux environs de Paris. On la cultive dans les jardins.

Propriétés, usages. Les semences de coriandre sont stimulantes et carminatives. On les emploie, en infusion, dans la débilité de l'estomac et des voies digestives ; elles sont surtout propres à dissiper les vents qui s'y accumulent. L'infusion dans le vin, au rapport des praticiens, a fait disparaître des fièvres tierces et des fièvres quartes (*Flore médicale*).

PRÉPARATIONS, DOSES.

Infusion (semence), 8 grammes par litre d'eau.

Tisane purgative. 15 grammes de coriandre ; même quantité de réglisse et 15 grammes de roses de buissons ; séné, 8 grammes. Mettez tremper le tout le soir dans une pinte d'eau froide, et le lendemain matin passez par un linge blanc pour en prendre un verre en se levant, et rester deux heures sans manger, un second verre après dîner, lorsque la digestion est faite, et un troisième verre en se couchant.

Remède contre la jaunisse et les embarras de la bile, d'après M. Récamier. Prenez : séné mondé, 24 grammes ; coriandre, une pincée ; polypode de chêne, roses de Provins, réglisse, de chaque 8 grammes ; cristal minéral, 8 grammes ; chicorée sauvage, deux poignées ; pimprenelle, une poignée ; mettez le tout dans un vase de terre, et versez dessus trois chopines d'eau bouillante ; laissez infuser du soir au matin, pour prendre un verre le matin, un avant le dîner, un troisième avant de se coucher. On comprend que le dernier repas doit être fait de bonne heure et surtout très-léger. On réitère pendant plusieurs jours. On peut remettre la même quantité d'eau bouillante sur le marc qui a déjà servi et on laisse infuser pendant un jour.

Culture de la coriandre. On la cultive pour ses

graines. Il lui faut un sol léger, profond, et une position chaude. On la sème en août ou en mars. On donne à la terre les mêmes façons que pour le blé et souvent sans y mettre d'engrais. Lorsqu'elle est levée, elle a besoin d'être nettoyée des mauvaises herbes et on l'éclaircit de manière que ses pieds soient à environ six pouces les uns des autres.

## CRESSON DE FONTAINE.

Cresson d'eau (famille des Crucifères.)

**Description.** Feuilles découpées profondément, d'un goût âcre mais agréable ; quantité de petites branches qui n'ont des feuilles qu'à la cime d'où sortent de petites fleurs blanches.

**Lieux.** Cette plante croît au bord des fontaines, sur le bord des ruisseaux, dans les prairies humides.

**Récolte.** Le cresson peut être cueilli en toute saison pour l'usage, mais il est préférable de l'employer au mois de mai, lorsqu'il est en fleur.

**Propriétés, usages.** Les propriétés de cette plante sont analogues à celles du cochléaria et du raifort. On s'accorde à regarder le cresson comme un puissant stimulant. On reconnaît son utilité dans la plupart des maladies chroniques accompagnées de débilité et dans toutes les circonstances où il faut exciter l'appétit et l'action vitale en général. Il excite la sécrétion de la salive et favorise l'expectoration. Il agit dans certains cas sur la peau et active la transpiration cutanée. Dans d'autres circonstances, il provoque la sécrétion de l'urine et même l'écoulement menstruel. On le prescrit dans certaines maladies de la peau, anciennes et rebelles. Au printemps, en salade, il est souverain contre les sangs scrofuleux vénériens. Il convient dans les engorgements de la rate. C'est un bon dépuratif (*Flore médicale*).

Cazin dit avoir donné le suc ou jus à la dose de 120 grammes mêlé avec autant de lait, dans les catarrhes pulmonaires, chez les sujets lymphatiques. Le lait dans lequel on fait bouillir le cresson est excellent pour les maladies de poitrine.

Chomel assure que la décoction prise comme breuvage est bonne contre les enflures du ventre.

Récamier conseille, contre l'hydropisie, la décoction d'une forte poignée de cresson avec trois oignons blancs et deux navets dans un litre de vin blanc. Cette boisson est administrée à la dose de trois verres par jour, un le matin à jeun, un une heure avant de dîner, et le troisième avant le coucher.

A l'extérieur, le cresson pilé est employé en cataplasme sur les ulcères scorbutiques et scrofuleux. Simon Pauli donne, comme un spécifique contre la gale de la tête des enfants, les feuilles de cresson fricassées avec du saindoux. Les habitants des campagnes débarrassent leurs enfants de la teigne, en leur faisant manger du cresson et en appliquant sur la tête pendant 15 ou 20 jours, cette herbe pilée avec du saindoux. Selon Tournefort, le suc injecté dans les narines avait consumé des polypes muqueux.

### PRÉPARATIONS, DOSES.

INFUSION OU DÉCOCTION, 30 à 60 gram. par litre d'eau.

SUC OU JUS EXPRIMÉ DES FEUILLES FRAÎCHES, 60 à 120 grammes comme antiscorbutique; 30 à 60 grammes mêlés avec du lait chaud comme expectorant. Le suc de cresson est la meilleure préparation à employer; la décoction est moins énergique.

REMÈDE POUR FAIRE URINER. Prenez du cresson de fontaine, fricassez-le dans de la graisse, appuyez-le ensuite sur le nombril du malade, aussi chaud qu'il pourra le supporter.

## DIGITALE.

Digitale pourprée (famille des Scrofulariées.)

DESCRIPTION. Tige simple, droite et velue; feuilles crénelées; fleurs d'un rose purpurin, disposées en épi.

LIEUX. Cette plante est très-commune dans les bois, les pâturages et les terrains sablonneux des environs de Paris.

RÉCOLTE. Elle se fait en juin et septembre. Il faut prendre de préférence la plante qui croît dans les lieux élevés.

PROPRIÉTÉS, USAGES. La digitale donnée à forte dose détermine tous les symptômes d'un empoisonnement. On l'emploie en infusion et en poudre. On en prépare des teintures, des pilules et du sirop, et l'on attribue à ces diverses préparations, les propriétés de ralentir les pulsations du cœur et d'augmenter la sécrétion de l'urine. On s'en sert dans l'hydropisie, les palpitations, la phthisie pulmonaire, les catarrhes, la folie, la coqueluche, les maladies rhumatismales.

### PRÉPARATIONS, DOSES.

INFUSION (feuilles), 1 gramme par litre d'eau.

VIN DE DIGITALE (feuilles), 10 grammes pour un litre de vin blanc généreux.

## DOUCE-AMÈRE.

Morelle grimpante, vigne sauvage, vigne de Judée (famille des Solanées.)

Description. Tige sarmenteuse ayant un à deux mètres d'élévation; fleurs violettes, disposées en grappe.

Lieux. La douce-amère en fixant son séjour parmi les buissons stériles, leur paie, par l'élégance de ses bouquets, l'appui qu'ils prêtent à sa tige faible et grimpante.

Récolte. Les tiges doivent être récoltées au printemps ou vers la fin de l'automne; elles doivent être mises en usage dans l'année. Pour les faire sécher, on les coupe par morceaux que l'on fend ensuite.

Propriétés, usages. La douce-amère est à la fois sudorifique et dépurative. On la conseille généralement dans les maladies de la peau, la gale, les dartres. L'usage en est recommandé dans les affections rhumatismales et vénériennes, les scrofules (humeurs froides) et dans tous les cas où il est nécessaire de dépurer les humeurs. La douce-amère a été vantée dans la coqueluche, le cancer, les obstructions.

### PRÉPARATIONS, DOSES.

Décoction (tige), 4 à 8 grammes par litre d'eau, et augmenter progressivement jusqu'à 30 à 35 grammes. L'usage de cette décoction doit être continuée pendant longtemps. On peut la préparer en faisant d'abord infuser les tiges coupées par morceaux, pendant plusieurs heures dans l'eau bouillante. On fait bouillir ensuite cette infusion jusqu'à réduction d'un tiers.

Cataplasme. Sébius attribue aux cataplasmes qu'on en prépare, la propriété de calmer et de résoudre l'engorgement des mamelles. Ray rapporte qu'un cataplasme préparé avec quatre poignées de feuilles de douce-amère pilées et quatre onces de farine de lin qu'on faisait bouillir avec du lard, appliqué tout chaud, a résous dans une nuit, des tumeurs d'un volume très-considérable, et qu'il a guéri par ce moyen des contusions désespérées.

## ÉPINARD.

Tout le monde connaît cette plante qui est cultivée dans les jardins potagers.

Propriétés, usages. C'est la première nourriture que les médecins accordent aux convalescents, après les inflammations abdominales parce qu'elle est légère et aqueuse, parce qu'elle humecte, rafraîchit et relâche les tissus gastriques. Lorsque les chaleurs de été ont été excessives, les personnes d'un tempérament sec, bilieux et mélancolique, éprouvent à l'automne des chaleurs d'entrailles, une constipation rebelle qu'ils cherchent à vaincre par des purgatifs répétés souvent, leurs souffrances augmentent, l'estomac et les intestins s'irritent (Roques). Si la constipation vous tourmente, dit cet auteur, si vous avez les entrailles irritées, la tête chaleureuse, mangez des épinards simplement préparés au beurre frais, appliquez tous les soirs sur le ventre, un large cataplasme d'épinards arrosé d'huile d'olive et vous ne tarderez pas à sentir les effets de cette médecine domestique. Les épinards remédient à la constipation et guérissent aussi les diarrhées, lorsque ces deux affections maladives tiennent à un état d'échauffement ou d'irritation du système gastrique. Les épinards sont recommandés au tempérament sanguin, aux hypocondriaques; aux personnes sujettes aux inflammations intérieures; dans les hémorroïdes, les inflammations de la peau, les dartres, etc.

## ÉPINE-VINETTE.

Berberis (famille des Berbéridées.)

Description. Tige dressée, rameuse, dont le bois est d'une couleur jaunâtre; feuilles d'un joli vert, dentées en scie, ayant à la base des épines; fleurs disposées en grappes, baies ou fruits d'un beau rouge avec une tache noire au sommet.

Lieux. Cet arbuste à fleurs printanières, croît dans presque tous les climats; on le trouve principalement dans les bois, le long des haies, dans les buissons.

Récolte. Les baies ou fruits se récoltent à la fin de l'été pour les conserver. Ces fruits séchés pour l'hiver, conservent leurs qualités.

Propriétés, usages. Aucune partie de l'épine-vinette n'est dépourvue d'utilité, la seconde écorce de la tige ou mieux de la racine est amère et purge légèrement. Gilibert la regarde comme un bon fondant dans les embarras du foie et de la rate. Cazin dit l'avoir mis en usage avec succès dans l'hydropisie. Quelques praticiens vous recommandent la même écorce infusée à froid dans le vin blanc contre la jaunisse. La décoction des feuilles, à laquelle on ajoute un peu de miel, a réussi dans le scorbut et les dyssenteries.

Les fruits d'épine-vinette ont une saveur aigrelette

et agréable; on en prépare des boissons, des gelées, des sirops qui sont humectants, tempérants. On emploie avec avantage la limonade faite avec ces fruits, pour tempérer et rafraîchir le sang dans l'angine, les fièvres inflammatoires, bilieuses et typhoïdes, elle apaise l'irritation des intestins et des voies urinaires. Cette limonade est supérieure à celle qu'on prépare avec le citron. La gelée d'épine-vinette remplace le sirop ; elle est très-délicate et forme un aliment salubre pendant la convalescence qui suit les maladies aiguës.

PRÉPARATIONS, DOSES.

DÉCOCTION (écorce de la tige ou de la racine), 8 gr. par litre d'eau.

SUC DES FRUITS, 30 à 50 grammes par litre d'eau pour boisson.

SIROP. Prenez des fruits d'épine-vinette bien mûrs, écrasez-les et passez-les par un linge, prenez une livre de jus et une livre de sucre blanc, faites cuire ensemble à petit feu en consistance de sirop. Ce sirop est astringent et rafraîchissant.

## FENOUIL.

Aneth, anis doux (famille des Ombellifères.)

DESCRIPTION. Tige élevée et rameuse, feuilles découpées, fleurs jaunes en ombelles.

LIEUX. L'odeur agréable et particulière qu'exhale le fenouil, suffit presque seule pour le faire distinguer parmi les autres plantes. Il croît dans les lieux incultes, pierreux, dans les décombres.

RÉCOLTE. La racine de fenouil se récolte en septembre.

**Propriétés, usages.** La semence est stomachique et antiventeuse ; on a surtout préconisé son usage intérieur en infusion, pour exciter les fonctions digestives et pour expulser les vents qui s'accumulent fréquemment dans le canal intestinal, pour provoquer les urines et exciter l'écoulement des règles. On la considère comme propre à augmenter le lait des nourrices. Bodard rapporte plusieurs exemples de mères qui, manquant de lait, étaient sur le point d'abandonner leur enfant à un lait étranger, et ont rétabli la sécrétion de ce fluide précieux, par quelques infusions de semence de fenouil, adoucies avec un peu de réglisse verte. Trajus en recommande l'usage pour rétablir et conserver la vue. Arnauld de Villeneuve est de ce sentiment.

La racine de fenouil est mise au nombre des racines apéritives. On en fait boire le suc à la dose de 79 à 140 grammes au commencement de l'accès des fièvres intermittentes. Simon Pauli a conseillé la décoction de la racine et des graines, dans les fièvres malignes, la petite vérole et la rougeole.

On a souvent employé la décoction ou des cataplasmes de cette plante, sur les tumeurs indolentes et les engorgements atoniques pour en favoriser la résolution.

### PRÉPARATIONS, DOSES.

**Infusion** (semence), 15 à 30 grammes par litre d'eau.

**Décoction** (racine), 30 à 60 grammes par litre d'eau.

**Décoction contre le tremblement des membres.** Faites bouillir dans une quantité suffisante d'eau commune, racines de fenouil, de bardane et d'aunée, de chacune 32 grammes (1 once). Cette décoction est prescrite contre les tremblements des membres occasionnés par des exhalaisons mercurielles.

CULTURE DU FENOUIL. Le fenouil se sème ordinairement en mars ; il préfère les terres franches, légères et sablonneuses, pourvu qu'elles soient bien amendées ; il peut se semer à la volée ou en pépinière et alors on le plante à environ 20 centimètres de distance. Les arrosements ne doivent pas être négligés.

## FIGUIER.

(Famille des Urticées.)

Tout le monde connaît le figuier ; ses fruits sont usités comme aliment et comme médicament.

RÉCOLTE. Les meilleures figues sont grasses, d'une saveur sucrée, recouvertes d'une peau fine et tendre, elles se font sécher au soleil sur des claies, pour être conservées.

PROPRIÉTÉS, USAGES. Les figues sont émollientes, adoucissantes et relâchantes. La décoction de figues dans l'eau, convient dans les maladies inflammatoires, la pleurésie, le catharre bronchique, la néphrite (ou inflammation intérieure des reins avec envie continuelle d'uriner), la petite vérole, la rougeole, la scarlatine (Cazin), les ardeurs d'urine, les irritations de poitrine ; elle est propre à adoucir la toux et les rhumes opiniâtres. On conseille les figues bouillies dans le lait, sous forme de gargarisme, contre l'esquinancie, les inflammations de la gorge, les fluxions aiguës des gencives, lorsqu'il y a tension, gonflement, douleur. On en fait des cataplasmes émollients qu'on applique avec avantage sur les tumeurs inflammatoires ; en un mot on s'en sert dans les affections contre lesquelles on veut diriger une puissance médicinale, émolliente.

PRÉPARATIONS, DOSES.

DÉCOCTION. 5 ou 6 figues grasses coupées par tranches pour un litre d'eau, on ajoute souvent des raisins secs.

## FRAISIER.

Fraises des bois (famille des Rosacées).

Cette plante croît à l'état sauvage dans les forêts où l'on va chercher sa racine vivace, soit pour la conserver, soit pour l'employer de suite.

PROPRIÉTÉS, USAGES. Les fraises sont rafraîchissantes et tempérantes; mais elles ne conviennent qu'aux estomacs qui digèrent avec facilité; elles conviennent aux tempéraments bilieux et sanguins. On a conseillé l'usage de ce fruit, dans la jaunisse, les obstructions, les bronchites avec toux sèche des voies aériennes. Gilibert et Hoffmann citent des guérisons de catarrhes pulmonaires, d'inflammations chroniques de la poitrine, par suite de l'usage de ces fruits; Gesner rapporte que le suc exprimé des fraises dans l'esprit de vin a puissamment soulagé des personnes atteintes de la pierre. Linné déclare que l'usage des fraises prévient les attaques de la goutte.

Les feuilles et les racines du fraisier sont réputées diurétiques et astringentes, et on les emploie, en décoction, dans les diarrhées chroniques, les dyssenteries, dans les affections des voies urinaires, dans l'hématurie (pissement de sang), lorsque l'irritation est calmée.

PRÉPARATIONS, DOSES.

Décoction (racines ou feuilles), 30 à 60 grammes par litre d'eau dans la diarrhée; ou bien prenez une poignée de feuilles vertes et un litre de bonne eau-de-vie; faites bouillir jusqu'à réduction d'un tiers; filtrez. On administre cette boisson par cuillerée à bouche toutes les trois heures jusqu'à ce que les symptômes alarmants de la diarrhée aient disparu.

Sirop. Fraises sans être en parfaite maturité, sucre en poudre grossière, de chaque deux livres; on fait bouillir dans une bassine en remuant; on passe par un linge sans exprimer. On fait usage de ce sirop pour édulcorer les tisanes.

Tisane contre la fièvre quarte. Racine de fraisier, de chiendent, de chacune, une demi-poignée; sel de nitre 15 grains; faites bouillir le tout dans cinq demi-setiers d'eau que vous réduirez à une pinte, pour prendre par petits verres d'heure en heure. Il faut continuer cette tisane pendant quinze jours.

Onguent pour la migraine. Prenez: racines et feuilles de fraisier, de violette et de mélisse, de morelle et bourgeons de sureau, de chacun une demi poignée; boutons de peuplier, deux poignées; joubarbe, menthe poivrée, de chacune une demi-poignée; hachez toutes ces herbes et faites-les bouillir dans 250 grammes de beurre frais, 60 grammes d'huile d'olive, et un bon verre de vin blanc; passez par un linge en remuant jusqu'à ce que cet onguent soit froid. On le met dans des pots. Lorsqu'on veut se servir de cet onguent, on le fait chauffer et l'on frotte le plus chaudement possible, le front et les tempes. Il dissipe, en peu de temps, les douleurs de tête. On peut l'employer pour la brûlure.

## FRAMBOISIER.

(Famille des Rosacées.)

PROPRIÉTÉS, USAGES. Les fruits du framboisier ont à peu près la même propriété que les fraises, si ce n'est que les framboises sont plus rafraîchissantes. Les feuilles du framboisier sont astringentes et peuvent être substituées à celles de ronce pour les gargarismes qu'on emploie dans les maux de gorge et des gencives.

L'infusion des fleurs dans l'eau d'orge est utile pour les érysipèles et les inflammations des yeux ; il faut la faire tiédir et bassiner souvent la partie (Chomel).

### PRÉPARATION, DOSE.

SIROP DE FRAMBOISES. Framboises avant leur parfaite maturité, 3 kilog; sucre en poudre grossière, 3 kilog. On fait bouillir dans une bassine en remuant avec une écumoire, on passe alors à travers un linge sans exprimer. Employé dans les inflammations légères du canal digestif et de la gorge.

## FRÊNE COMMUN.

(Famille des Jasminées.)

LIEU. C'est un bel arbre qui croît naturellement dans les forêts de l'Europe, et qui fleurit en avril, un peu avant le développement de ses feuilles.

PROPRIÉTÉS, USAGES. Helwige donne à l'écorce du frêne le nom de quinquina d'Europe, et en recommande l'usage dans le traitement des fièvres intermittentes. Bergius, Linné et Gilibert accordent également à l'écorce du frêne une vertu fébrifuge.

Les feuilles jouissent d'une propriété purgative.

Le docteur Bodard dit que, dans les essais qu'il a faits en Toscane, ces feuilles administrées à double dose, ainsi que le séné, ont constamment procuré des purgations efficaces, sans coliques et sans inconvénient.

PRÉPARATIONS, DOSES.

DÉCOCTION (écorce), 30 à 60 grammes pour un litre d'eau.

INFUSION, 16 à 24 grammes pour un demi-litre d'eau.

POUDRE DE L'ÉCORCE, 10 à 30 grammes dans le vin.

REMÈDE CONTRE LES RHUMATISMES CHRONIQUES ET LES DOULEURS MUSCULAIRES. On fait infuser 32 grammes de feuilles de frêne, pendant une demi-heure, dans environ cinq verres d'eau, et l'on fait prendre cette infusion peu à peu dans la journée.

## FROMENT.

Blé (famille des Graminées).

PROPRIÉTÉS. La farine de froment est émolliente; on en fait des cataplasmes adoucissants. M. le docteur Faverot dit avoir employé avec avantage la farine de froment, dans les érysipèles. Le pain est employé en décoction pour préparer *l'eau panée*, boisson rafraîchissante que l'on obtient encore en mettant tremper dans de l'eau une croûte de pain grillée, et que l'on donne aux malades dégoûtés des autres boissons (Bossu).

L'eau panée convient dans les maladies aiguës, Cazin rapporte avoir vu maintes fois, à la campagne, des ma lades atteints de fièvres typhoïdes n'avoir d'autres ressources que cette boisson, refuser toute autre médication, et guérir tout aussi bien et peut-être plus facilement qu'avec le concours des nombreux moyens employés contre cette maladie, et tour à tour variés ou dépréciés suivant la prédominance de telle ou telle doctrine.

Le son en décoction (une poignée pour un litre d'eau), est adoucissant, émollient, rafraîchissant. On l'emploie souvent dans les catarrhes aigus, les irritaions intestinales, en boisson, en lavements, en fomenations et en bains.

Chauffé à sec et appliqué en sachet, le son convient dans les douleurs rhumatismales, la pleurodynie (fausse leurésie), les coliques nerveuses, les douleurs gastralgiques, les engorgements articulaires-chroniques, l'asbyxie par submersion. Ces sachets doivent être fréuemment renouvelés, afin d'entretenir les degrés de chaleur propres à atteindre le but qu'on se propose (Cazin).

## FOUGÈRE MALE.

(Famille des Fougères.)

Description. Les feuilles partent de la racine et sont crénelées ; sa racine est une espèce de souche qui se comose de plusieurs tubercules disposées autour du même axe.

Lieux. Cette plante croît dans toute l'Europe, dans es lieux ombragés et humides.

Récolte. On peut arracher la racine en tout temps, our l'employer fraîche, mais il vaut mieux la cueillir ans l'été.

Propriétés, usages. La racine de fougère mâle passe, depuis les temps les plus reculés, comme un excellent remède contre le ver solitaire. On emploie la poudre de la racine en décoction, pour combattre les vers intestinaux, surtout les gros lombrics.

PRÉPARATIONS, DOSES.

Décoction (poudre de la racine), 30 grammes dans un demi-litre d'eau qu'on fait bouillir pendant vingt minutes.

Décoction contre les vers. Racine de fougère mâle, de valériane, de chaque 30 grammes; racine de grenadier, 30 grammes; absinthe et tanaisie, de chaque 15 grammes; faites bouillir le tout pendant une demi-heure dans environ deux litres d'eau, passez et ajoutez du sucre pour adoucir.

## FUMETERRE.

Fiel de terre, fumeterre officinal (famille des Fumariacées).

Description. Tige carrée, garnie de petites branches; feuilles fortement découpées; fleurs d'un rouge vineux, formant de petites grappes.

Lieux. On rencontre fréquemment cette plante, en été, dans les lieux cultivés, dans les jardins, dans les vignes.

Récolte. C'est aux mois de mai et juin qu'on récolte le fumeterre, lorsqu'il a beaucoup de feuilles et peu de fleurs ouvertes. On le fait sécher promptement.

Propriétés, usages. La réputation du fumeterre est très-ancienne. Galien avait déjà signalé ses vertus médicinales. C'est une des plantes indigènes les plus recommandables ; elle est tonique, fondante, dépurative (qui purifie le sang), vermifuge (contre les vers), fébrifuge (qui chasse la fièvre) et antiscorbutique.

On l'emploie, soit en infusion ou en décoction, dans la débilité des voies digestives, la jaunisse, les pâles couleurs, les obstructions du foie et de la rate, la goutte, la gale, les dartres, les scrofules. Gilibert la recommande dans les maladies chroniques de la peau.

Pinel rapporte la guérison d'une dartre invétérée, par l'usage, pendant six mois, du fumeterre infusé dans du lait, et de lotions sur la partie avec la même infusion.

Le suc ou jus de fumeterre mêlé avec celui de pissenlit et délayé dans du petit lait, est un purgatif qui convient dans la constipation.

Roques dit avoir vu des enfants affectés de scrofules et dévorés par la fièvre, passer rapidement à un état plus calme, par l'usage du petit lait mêlé avec le jus de fumeterre, de chicorée et de cerfeuil.

### PRÉPARATIONS, DOSES.

Infusion, 6 à 15 grammes par litre d'eau.

Décoction, 8 à 15 grammes par litre d'eau ou de lait.

Suc exprimé. Prenez une certaine quantité de fumeterre frais, de cerfeuil, de chicorée ou de pissenlit, pour en exprimer 5 ou 6 onces de jus que vous mêlerez dans un litre de petit lait. C'est la meilleure préparation et la plus certaine dans ses effets.

Sirop de fumeterre. Prenez du fumeterre dans sa vigueur ; pilez-le pour en exprimer le jus ; passez ensuite à travers un linge ; mêlez parties égales de ce jus et de sucre blanc ; faites bouillir ce mélange en consistance de sirop, ayant soin d'écumer de temps en temps.

Ce sirop, dit Lemery, est propre pour la gale, les dartres, pour exciter l'urine et purifier le sang. Les enfants atteints de gourme ou croûtes de lait, de débilité des voies digestives, et d'affections vermineuses, se trouvent très-bien de l'usage du sirop de fumeterre qu'on administre seul ou mêlé à la décoction de pensée sauvage (Cazin).

## GENÉVRIER.

Genièvre-pétrot (famille des Conifères).

Cet arbrisseau toujours vert, rameux et difforme, d'un aspect sauvage, croît sur les collines incultes et pierreuses, dans les terrains montueux, stériles, incultes. Il fleurit aux mois de mars et avril.

Récolte. Les fruits, qu'on appelle ordinairement baie de genièvre, restent verts pendant deux ans. Ce n'est qu'à la troisième année qu'ils mûrissent et deviennent d'un brun noirâtre. La récolte de ces fruits se fait dans les mois d'octobre et de novembre. On les sèche facilement en les étendant dans un grenier et les remuant souvent.

Propriétés, usages. Le genévrier occupe un rang fort distingué dans les matières médicales indigènes; on utilise ses fruits, ses sommités et son bois. Les baies de genièvre sont employées en infusion : 1° comme stimulantes, toniques, stomachiques, dans le scorbut, les cachexies, les débilités de l'estomac, les engorgements des viscères abdominaux ; 2° comme modifiant les sécrétions muqueuses, dans les catarrhes, la leuchorrée (ou fleurs blanches), la blennorrhagie (ou inflammation du canal urinaire), le catarrhe de la vessie ; 3° comme diurétique dans les hydropisies, les calculs, la gravelle.

M. Cazin associe aux baies de genévrier la racine d'aunée et celle d'angélique, dans le traitement des fleurs blanches.

Lange rapporte que l'infusion des baies de genévrier concassées dans du lait de chèvre bouillant, et administrée, pendant plusieurs jours, aux malades atteints de la gravelle, débarrasse les reins sans aucune espèce d'irritation, et que l'urine charrie de petits calculs mêlés à une grande quantité de sable fin.

Le bois de genévrier est sudorifique; on a préconisé sa décoction contre le rhumatisme, la goutte, les maladies de la peau.

Quelques auteurs ont vanté son efficacité dans la syphilis.

A l'extérieur, on emploie la décoction de genévrier en lotion sur les ulcères atoniques et scorbutiques.

### PRÉPARATIONS, DOSES.

Infusion (baies), 15 à 30 grammes par litre d'eau. Cette boisson communique à l'urine une odeur de violette, preuve de son action sur les reins.

Décoction (bois ou copeau), 60 grammes par litre d'eau, comme sudorifique et pour lotion à l'extérieur, sur les ulcères, etc.

Fumigations. On met des baies entières ou réduites en poudre sur des charbons ardents; on imprègne de la vapeur soit des flanelles avec lesquelles on fait des frictions stimulantes et toniques, soit les draps du lit avec la bassinoire.

Vin de genièvre. Prenez : baies concassées, 32 gr.; rameaux de l'arbuste coupés menus, 16 grammes; vin blanc, un litre; laissez infuser pendant trois jours;

passez et ajoutez 32 grammes de sucre. On prend, de temps en temps, deux ou trois cuillerées de ce vin, pour ranimer les tissus organiques et pour provoquer le cours des urines. On augmente son action tonique en y ajoutant une pincée de petite absinthe et 16 grammes de racine de raifort sauvage. Ce vin stimulant a quelquefois guéri des hydropisies rebelles, des fièvres intermittentes de l'automne, que le quinquina rendait encore plus opiniâtres. Il excite l'appétit et réveille les fonctions digestives (Roques).

Liniment contre la teigne. Prenez des baies de genévrier bien menues ; pilez-les et faites bouillir avec du saindoux ; passez ensuite par un linge. On commencera par laver la tête avec une forte décoction de feuilles et de racine de mauve ou de guimauve faite dans l'urine d'une personne saine. On fera ensuite l'onction avec le liniment, et on couvrira la tête d'un papier brouillard. On continuera, pendant quelque temps, tous les jours. Durant le traitement, on prendra la tisane de racine de patience, trois verres par jour.

## GENTIANE.

Grande gentiane, gentiane jaune (famille des Gentianées.)

Description. Tige droite de la hauteur d'un mètre, feuilles larges très-lisses et ovales, fleurs jaunes.

Lieux. La gentiane croît dans les départements du midi de la France, aux environs de Lyon, dans les Alpes, l'Auvergne, les Pyrénées.

Récolte. On récolte la racine, seule partie employée, après la chute des feuilles.

**Propriétés, usages.** La racine de gentiane est amère, tonique, fébrifuge (qui chasse la fièvre) et vermifuge (contre les vers); on l'administre sous différentes formes, dans les affections dépendantes de la faiblesse générale, dans les dyspepsies (ou habitude des mauvaises digestions), les flatuosités (ou vents), les diarrhées entretenues par la faiblesse de l'appareil digestif, la jaunisse, lorsqu'il y a absence d'irritation et d'inflammation. La racine de gentiane mêlée avec celle de bistorte, avec l'écorce de chêne et celle d'aune à parties égales, soit en décoction, soit en poudre, agit plus efficacement comme fébrifuge que lorsqu'on l'administre seule. La gentiane ne convient pas dans les fièvres qui ont le plus léger caractère inflammatoire, ou qui sont accompagnées d'une irritation gastrique plus ou moins vive (Cazin). Malhiolde a vanté l'infusion de racine de gentiane contre les fièvres tierces et quartes. Boerhaave dit que la décoction de cette racine convient dans les fièvres intermittentes. La gentiane est d'une utilité incontestable dans les maladies dites par vices scrofuleux.

### PRÉPARATIONS, DOSES.

**Infusion a froid**, 8 à 25 grammes par litre d'eau.

**Poudre.** 50 centigrammes à 1 gramme dans une cuillerée de potage, comme tonique, stomachique. — 8 à 16 grammes comme fébrifuge.

La poudre de gentiane délayée avec quantité suffisante de jus de scrofulaire est recommandée pour les polypes du nez. On enduit le polype soir et matin de cette préparation (*Santé universelle*).

**Vin de gentiane.** Prenez : racine de gentiane 64 grammes, absinthe 16 grammes, écorce d'orange 8 grammes, vin blanc 2 litres; faites infuser a froid pendant quatre jours et filtrez la liqueur. On fait usage de ce vin pour ranimer l'énergie vitale dans les affections scorbutiques. Il est utile pour hâter la convalescence, il ramène les forces abattues par les saignées immodérées.

Élixir antiscorbutique de Pérylde. Mettez dans une bouteille d'eau-de-vie ordinaire 10 à 30 grammes de racine de gentiane, et 4 à 16 grammes de carbonate de potasse avec du sucre; laissez digérer le tout pendant 5 à 6 jours. Cet élixir est le remède des enfants scrofuleux et rachitiques; on le donne à la dose d'une cuillerée à café avant le repas. M. Roques fait observer qu'il ne faut pas donner cet élixir aux enfants irritables, nerveux, en proie à une surexcitation intérieure, à une chaleur fébrile (de la fièvre).

## GUIMAUVE.

(Famille des Malvacées.)

Description. Tige ronde et velue, feuilles d'un vert pâle et douces au toucher, fleurs blanches avec une teinte rose, racines longues, branchues, couvertes d'une écorce épaisse.

Lieux. Cette plante croît en abondance dans les lieux humides et bas, et principalement dans les plaines de Narbonne. On la cultive dans les jardins.

Récolte. C'est au mois de septembre qu'on doit récolter les racines lorsqu'on veut les conserver : après avoir enlevé l'épiderme, on les coupe par morceaux et on les fait sécher sur le four des boulangers. Les feuilles se récoltent au mois de juin et les fleurs au mois de juillet.

Propriétés, usages. La guimauve est une des plantes

les plus utiles en médecine; elle est émolliente, pectorale et adoucissante.

La racine est employée, soit fraîche ou sèche, dans les tisanes adoucissantes et pectorales; elle est d'un grand usage dans les maladies de la vessie, la rétention d'urine, dans les maladies de poitrine, la toux opiniâtre, les maux de gorge, les hémorrhagies actives. On l'administre au commencement des catarrhes pulmonaires; dans la pleurésie, la gastrite, la diarrhée, la dyssenterie, la néphrite et autres inflammations du bas-ventre et de l'appareil urinaire. A l'extérieur on se sert de la décoction pour fomenter les yeux dans l'ophthalmie (inflammation du globe de l'œil). On l'introduit dans la bouche, sous forme de gargarisme, pour apaiser les douleurs des gencives et calmer les irritations de la bouche, les aphthes, l'esquinancie. En lavement elle est très-utile dans la dyssenterie, la diarrhée et les inflammations de la vessie. Les fomentations faites avec la décoction de racines de guimauve et les cataplasmes qu'on en prépare, sont appliqués chaque jour avec avantage sur les tumeurs inflammatoires pour les résoudre; sur les plaies dont les surfaces sont douloureuses, sèches et arides, pour amener la suppuration, sur les chancres douloureux pour s'opposer à leurs progrès; enfin on s'en sert avec avantage contre les brûlures, contre les dartres et autres affections locales accompagnées de chaleur, de tension, de douleur. La racine de guimauve se donne à mâcher aux enfants tourmentés par la dentition. Ce moyen convient mieux que les corps durs que l'on a coutume d'employer en pareil cas.

Les feuilles de guimauve sont employées dans les lavements adoucissants et émollients, dans les cataplasmes et les fomentations; on les ajoute souvent aux farines résolutives pour appliquer sur les plaies et sur les tumeurs lorsqu'il y a une disposition inflammatoire.

Les fleurs sont employées de la même manière et dans les mêmes maladies.

PRÉPARATIONS, DOSES.

Infusion (racine en fleurs), 8 à 20 grammes par litre d'eau, pour tisanes qui doivent être légères. Si l'on emploie la racine, il ne faut pas la laisser trop longtemps dans l'eau bouillante de peur qu'elle ne rende la tisane gluante et pâteuse.

Décoction (racine et feuilles), 30 à 60 grammes par litre d'eau pour bains, lotions, fomentations, cataplasmes et injections. Pour l'extérieur la décoction doit être épaisse et trouble.

Lavement contre le ténesme (épreintes fort douloureuses au fondement). Feuilles de guimauve, de bouillon blanc, de chaque une poignée; graine de lin, une demi-poignée; une tête de pavot, avec ses graines, coupée en quatre; faites bouillir le tout dans trois quarts de litre d'eau qu'on fait réduire à un demi-litre; ajoutez 60 grammes d'huile d'olive.

Sirop de guimauve. Prenez : 92 grammes de racine de guimauve sèche; ôtez-en la première écorce; faites bouillir dans 4 litres d'eau pendant dix minutes seulement parce que la racine de guimauve en bouillant plus longtemps formerait un mucilage capable de gâter le sirop; passez cette décoction par un linge serré et faites-y fondre 2 kilog. de sucre par litre; clarifiez ce mélange au blanc d'œufs; écumez-le avec soin et faites cuire en consistance de sirop; laissez refroidir et mettez en bouteille.

On se sert généralement de ce sirop pour adoucir les tisanes pectorales.

Culture de la guimauve. La guimauve est cultivée en grand par les herboristes et les pharmaciens; elle croît dans tous les terrains, pourvu qu'ils ne soient ni trop marécageux ni trop arides. On la sème au printemps dans une terre bien labourée. En été on sarcle les jeunes semis et on leur donne au moins deux binages. A l'automne on enlève les jeunes plantes avec la bêche et on les replante en quinconce à 15 à 20 pouces d'intervalle. L'année suivante on donne encore deux binages et on fait la récolte à l'entrée de l'hiver. On propage encore cette plante par l'éclat et le déchirement des racines.

## HÊTRE.

(Famille des Cupuliférées.)

Le hêtre, comme le dit tout le monde, est un des plus beaux arbres de nos forêts.

Récolte. L'écorce destinée à l'emploi médicinal, doit être récoltée sur des petits arbres d'un an ou de deux ans au plus.

Propriétés, usages. L'écorce du hêtre est astringente, vermifuge et fébrifuge. On la regarde comme méritant la préférence sur le quinquina, à raison de la médiocrité de son prix. Outre sa qualité astringente, l'écorce du hêtre recèle des propriétés apéritives et purgatives; donnée à haute dose elle peut provoquer le vomissement.

### PRÉPARATIONS, DOSES.

Décoction, (écorce fraîche), 30 grammes; — (écorce

sèche), 15 grammes, pour un demi-litre d'eau commune que l'on fait réduire de deux tiers par l'ébullition. Cette décoction est sucrée à volonté et administrée tiède avant l'accès présumée de la fièvre.

## HIÈBLE.

Sureau hièble, petit sureau (famille des Caprifoliacées).

Description. Tige herbacée, haute d'un mètre, feuilles finement dentées, fleurs blanches ayant beaucoup de ressemblance avec celles du sureau.

Lieux. Cette plante croît dans les champs et au bord des chemins.

Récolte. Elle se fait au mois de juin.

Propriétés, usages. Les fleurs s'emploient dans les mêmes cas que celles du sureau ; prises en infusion, elles sont béchiques (contre la toux), expectorantes. L'emploi en est ordonné dans les catarrhes pulmonaires. La racine, l'écorce et la semence (fruit) sont en usage principalement comme purgatif. On emploie les feuilles à l'extérieur, en forme de cataplasme, sur les engorgements des articulations, les entorses, les contusions pour en amener la résolution.

Cazin dit que les feuilles d'hièble et celles d'absinthe cuites ensemble et appliquées sur le bas-ventre d'un enfant de dix-sept mois, ont procuré des évacuations abondantes avec expulsion de plusieurs vers vivants.

### PRÉPARATIONS, DOSES.

Infusion (racine et écorce), 16 à 30 grammes par litre d'eau.

Sirop d'hièble. Prenez : écorce de racine d'hièble

nouvellement cueillie 60 grammes, feuilles deux poignées, semence concassée 30 grammes; faites infuser le tout sur les cendres chaudes pendant vingt-quatre heures; faites bouillir ensuite jusqu'à réduction d'un tiers; passez la liqueur et ajoutez 2 livres de sucre, faites cuire le tout en consistance de sirop.

Ce sirop, dit Lemery, purge les sérosités par les selles et les urines. On s'en sert dans l'hydropisie, la goutte, la suppression des menstrues (règles); la dose est depuis 8 grammes jusqu'à 45 grammes.

Onguent contre la goutte. Prenez : 2 livres de feuilles d'hièble fraîches, pilez-les, faites-les bouillir dans une livre de beurre de mai, jusqu'à ce que l'herbe soit sèche et grillée; passez avec expression (Chomel).

## HOUBLON.

Houblon grimpant (famille des Urticées).

Description. Tige sarmenteuse et grimpante, rude au toucher; feuilles échancrées en cœur à leur base; les fleurs mâles sont disposées en petites grappes et les femelles sont ramassées et forment une espèce de cône écailleux.

Lieux. On rencontre le houblon dans les lieux incultes et ombragés, au bord des bois, dans les buissons.

Récolte. Cette plante fleurit au mois de juillet, ses fruits ou cônes se récoltent en août et septembre; on les fait sécher au four et ils se conservent aisément.

Propriétés. Le houblon est tonique, fébrifuge, antiscrofuleux et vermifuge, on le donne ordinairement en infusion et en décoction. Les fruits ou cônes sont employés contre la cachexie (c'est-à-dire le dépérissement qui survient après de longues maladies), contre le scorbut, les scrofules, la goutte, les faiblesses d'estomac, les fleurs blanches, le carreau, les affections calculeuses, l'affaiblissement des voies digestives, la gale et toutes les maladies de la peau. L'infusion de houblon est recommandée dans les maux de gorge avec enrouement, dans les toux convulsives, le crachement de sang; elle produit un bien manifeste lorsqu'on l'a fait prendre aux enfants qui sont pâles et bouffis, qui ont peu d'appétit, mais dont les organes digestifs ne sont pas irrités; on mêle cette infusion avec un sixième de vin et on fait prendre cette boisson en mangeant. Le houblon, dit Cazin, est souvent employé dans les campagnes : c'est un excellent fébrifuge contre les fièvres de l'automne, je l'administre en infusion ou en décoction dans l'eau à laquelle je mêle quelquefois une certaine quantité de vin.

Les lavements de décoction de cônes de houblon sont vermifuges.

Coste et Wilmet prétendent que la racine de houblon peut être substituée à la salsepareille comme ayant toutes les vertus de cette dernière.

Les anciens recommandaient de manger du houblon au printemps en forme d'asperges ou en salade pour purifier le sang; ils en faisaient usage en décoction dans les obstructions de la rate et du foie, dans la jaunisse et la rétention d'urine.

### PRÉPARATIONS, DOSES.

Infusion ou décoction, (cônes) 15 à 30 grammes par litre d'eau.

Boisson antiscrofuleuse. Prenez : sommités fleuries de houblon une pincée, racine de garance 4 à 8 grammes; faites bouillir avec deux ou trois feuilles de noyer dans un litre et demi d'eau réduit à un litre; ajoutez à la collature refroidie, teinture de mars tartarisée une cuillerée à café.

On prend cette boisson tous les jours en quatre verres, deux le matin, deux le soir.

## HYSOPE.

Hysope officinale (famille des Labiées.)

DESCRIPTION. Tiges droites et rameuses; feuilles ovales, pointues, d'un vert foncé; fleurs bleues formant épi.

LIEUX. Elle vient naturellement dans le midi de l'Europe, où elle se trouve sur les murs des vieux châteaux, dans les montagnes et sur les collines.

RÉCOLTE. La récolte peut se faire avant la floraison pour les feuilles, mais on préfère les sommités fleuries.

PROPRIÉTÉS, USAGES. On accorde à cette plante des propriétés toniques, stomachiques, diurétiques et sudorifiques. L'infusion est recommandée dans l'asthme humide des vieillards, dans les catarrhes pulmonaires chroniques, dans l'asthme muqueux ou pituiteux. On l'administre pour augmenter l'action de l'estomac et des intestins, contre l'inappétence, les flatuosités des hypocondriaques. On s'en sert encore chez les sujets faibles lorsque l'éruption languit, dans les différentes maladies de la peau et dans les rhumatismes d'ancienne date. Cette infusion augmente encore la sécrétion de l'urine. Elle est généralement recommandée dans les affections des bronches et des poumons. Dans ce cas et lorsqu'il y a trop d'irritation, on lui associe souvent des fleurs de mauve, de guimauve, de bouillon blanc pour en modérer l'action. On la donne avec succès dans la débilité des voies digestives, les coliques venteuses, la gastralgie, les pâles couleurs, la suppression des menstrues. On en fait usage, en gargarisme, dans l'angine muqueuse.

Le sirop d'hysope, tant simple que composé, fait puissamment expectorer (cracher). Ce sirop, auquel on ajoute quatre fois autant d'eau de pariétaire, est, dit-on, excellent pour les calculs et pour la gravelle.

La tisane faite avec l'hysope, les figues, la rue et le miel, est bonne contre les vieilles toux.

A l'extérieur, cette plante est résolutive et vulnéraire, elle est excellente pour les écorchures, les meurtrissures et particulièrement celles des paupières. On pile les sommités d'hysope, on les renferme dans un sachet, et on les fait bouillir dans de l'eau que l'on applique sur les yeux. La décoction d'hysope est employée contre le tintement d'oreille ; on reçoit dedans la fumée avec un entonnoir.

PRÉPARATIONS, DOSES.

Infusion, 8 à 16 grammes par litre d'eau.

Décoction, 10 à 25 grammes par litre d'eau, pour lotions, fomentations, injections et gargarisme.

Sirop d'hysope. Sommités sèches d'hysope, 180 grammes ; eau distillée, deux litres ; faites bouillir au bain-marie couvert pendant deux heures ; laissez refroidir et filtrez ; ajoutez à la liqueur du sucre blanc, dont le poids sera double de celui de la décoction ; faites-le dissoudre, à la chaleur du bain-marie, dans un vase fermé ; passez le sirop après qu'il sera refroidi.

Eau-de-vie aromatique. Prenez : hysope, thym,

sauge, absinthe, romarin, origan, mélisse, de chacun une poignée; mettez ces plantes dans un vase de grès tenant environ six litres; remplissez-le d'eau-de-vie, et bouchez-le exactement. Cette eau est excellente pour toutes les blessures. On l'emploie intérieurement dans la colique et blessures internes, qui pourraient être occasionnées par des chutes. Elle fortifie aussi la vue et le cerveau, et réjouit le cœur. La dose est d'une ou de deux cuillerées, soit seule ou tempérée de quelque liqueur convenable. Le marc et les feuilles de cette infusion s'appliquent avec succès sur les contusions et les entorses. On se sert de cette eau dans les rhumatismes et les paralysies; on la fait chauffer et on bassine la partie malade.

Remède contre la toux. Hysope, raisins secs, figues grasses, de chacun une petite poignée; réglisse, une once; faites bouillir le tout dans un litre d'eau jusqu'à réduction d'un tiers. Passez, pour prendre trois fois par jour un demi-verre, deux heures avant le repas.

Culture de l'hysope. Cette plante se multiplie de graines et de rejetons, mais plus particulièrement de cette dernière façon qui est plus sûre et plus facile. On la plante en bordure autour des carrés dans les mois de mars et de septembre de la même manière que la lavande.

## JOUBARBE (grande).

Joubarbe des toits (famille des Crassulacées).

Description. Tige simple, grosse et dressée; feuilles ovales, épaisses et charnues; fleurs roses, purpurines, disposées en épis.

Lieux. Cette plante se rencontre sur les toits de chaume, les vieux murs, les ruines.

Récolte. Il faut choisir les feuilles les plus fortes. On ne les fait jamais sécher.

Propriétés, usages. Les feuilles de joubarbe, seule partie employée, ont été considérées comme propres à combattre les brûlures, les inflammations superficielles, les coupures récentes, étant appliquées extérieurement. Le suc ou jus de cette plante mélangé avec de l'eau et du miel, constitue un bon gargarisme contre les aphthes ou petits ulcères de la bouche, et le muguet (inflammation épidémique de la bouche et de la gorge). On a employé la même préparation en applications sur le front pour calmer le mal de tête et le délire. La feuille de joubarbe est employée pour la guérison des cors aux pieds. Cette opération consiste à amollir les cors par plusieurs bains de pied chauds, les couper sans attaquer les parties saines, et appliquer dessus une feuille de joubarbe, de lierre grimpant ou de pourpier, qu'on peut tremper dans du vinaigre.

### PRÉPARATIONS, DOSES.

Cataplasme (feuilles pelées). Quantité suffisante sur les brûlures, les hémorroïdes, les coupures.

Cataplasme contre la fièvre ardente. Feuilles de grande joubarbe, de plantain et de saule, de chacune une poignée. Après les avoir fait bouillir dans une suffisante quantité de bon vinaigre, pilez-les avec 32 grammes d'huile rosat, pour un cataplasme qu'on appliquera sur la région du cœur.

### JOUBARBE (PETITE).

Vermiculaire, orpin brûlant, pain d'oiseau, poivre des murailles (famille des Crassulacées).

DESCRIPTION. Tiges nombreuses, rapprochées et touffues ; feuilles épaisses, appliquées contre la tige ; fleurs jaunes.

LIEUX. Cette plante croît partout, sur les vieilles murailles, et dans les lieux pierreux et sablonneux.

PROPRIÉTÉS, USAGES. La petite joubarbe s'emploie, à l'extérieur, pour guérir les affections cancéreuses, les ulcères, les plaies gangréneuses, le charbon, et pour résoudre les engorgements scrofuleux (Bossu).

Cazin dit avoir employé fréquemment la petite joubarbe en décoction avec du miel, sous forme de gargarisme, dans les ulcérations cancéreuses ou scorbutiques de la bouche.

### JULIENNE.

Giroflée musquée (famille des Crucifères).

LIEU. Cette plante est cultivée dans les jardins à cause de la beauté de ses fleurs.

PROPRIÉTÉS, USAGES. Elle est propre pour le scorbut, l'asthme, la toux invétérée, les convulsions, et pour exciter la sueur (Julia de Fontenelle). Cazin dit que la julienne mérite le premier rang dans la matière médicale indigène, et l'avoir employée avec succès dans les affections scorbutiques, les catarrhes pulmonaires chroniques, l'asthme humide. Il ajoute que la décoction des feuilles fraîches ou macérées dans le vin, convient dans la gravelle sans irritation, les hydropisies. Les feuilles broyées sont bonnes pour les plaies et les ulcères.

PRÉPARATION, DOSE.

INFUSION (feuilles), une pincée par litre d'eau.

## LAITUE.

Laitue commune (famille des Chicoracées).

DESCRIPTION. Tige droite et rameuse ; fleurs petites, nombreuses et jaunâtres.

LIEU. Cette plante est cultivée dans les jardins. On se sert ordinairement de la laitue pommée et de la laitue romaine.

PROPRIÉTÉS, USAGES. La laitue cultivée est rafraîchissante, émolliente, calmante, laxative (qui relâche) et narcotique (qui assoupit). La décoction peut fournir une boisson fort utile contre la constipation, les embarras gastriques et contre les douleurs des entrailles accompagnées de chaleurs, d'irritation (*Flore médicale*). On la met en usage contre les névroses (maladies des nerfs), les inflammations des voies urinaires, les affections calculeuses. On la donne en lavements dans les irritations des intestins. Le bouillon de veau aux laitues est un excellent remède pour favoriser les évacuations. La décoction des feuilles légèrement sucrée et aromatisée avec un peu de fleur d'oranger, est calmante et adoucissante. La semence jouit des mêmes propriétés calmantes. Les anciens ont attribué à la laitue la propriété de provoquer le sommeil et de dissiper les maux de tête. Geoffroy assure qu'elle est propre à faire disparaître l'anxiété, les éructations et les flatuosités qui tourmentent les hypocondriaques. A l'extérieur, on emploie la laitue cuite en cataplasme dans l'ophthalmie aiguë, les inflammations superficielles, l'érysipèle, etc. On pourrait s'en servir également contre les furoncles et les brûlures, et dans tous les cas où les topiques émollients sont indiqués.

PRÉPARATIONS, DOSES.

DÉCOCTION (feuilles), 30 à 60 grammes par litre d'eau.

BOUILLON CONTRE LA CHALEUR RÉPANDUE DANS LA MASSE DU SANG. Rouelle de veau, une demi-livre ; faites cuire dans un litre et demi ou deux litres d'eau. Ajoutez : une laitue coupée en quatre ; feuilles de bourrache, de pourpier, de poirée, de chaque une demi-poignée ; passez ensuite le tout par un linge avec une légère expression, et partagez-le en deux doses à prendre dans la journée : l'une le matin, et l'autre sur les cinq heures du soir.

## LAURIER.

Laurier d'Apollon, laurier ordinaire, laurier franc, laurier-sauce (famille des Laurinées.)

DESCRIPTION. Arbre toujours vert; tige dressée et rameuse, fleurs jaunes blanchâtres. Le laurier a été célèbre dans l'antiquité. Il était consacré à Apollon, dieu de la médecine et des beaux-arts.

LIEUX. Cet arbre, originaire d'Afrique, est cultivé dans les jardins.

PROPRIÉTÉS. Les feuilles de laurier sont stomachiques, carminatives (contre les vents) et antispasmodiques. Prises en infusion, elles servent à augmenter l'appétit, activer la digestion, à faire cesser les flatuosités ou vents ; elles conviennent dans la débilité et les crampes d'estomac (gastralgie), quand toutes ces affections tiennent à l'atonie (faiblesse).

Les fruits ou baies qu'on emploie toujours à l'état sec, jouissent des mêmes propriétés.

L'huile ou l'onguent de laurier sont employés à l'extérieur, comme calmants et résolutifs, dans les douleurs rhumatismales chroniques, la paralysie.

### PRÉPARATIONS, DOSES.

Infusion (feuilles), 10 à 20 grammes par litre d'eau.

Huile exprimée. On prend une certaine quantité de baies, on les pile, on les fait bouillir dans l'eau, et on les exprime à travers un linge. Il surnage une huile verdâtre, odorante, qui a presque la consistance du beurre. On la ramasse et on la conserve dans une petite cruche.

Pommade pour les rhumatismes. Prenez toutes sortes de plantes aromatiques auxquelles vous ajoutez des feuilles de laurier et de petite marguerite, de chacune une poignée ; graines de genièvre, 250 grammes ; beurre frais, huile d'olive, moëlle de bœuf, de chacun 500 grammes ; vin blanc, un litre ; pilez séparément toutes ces plantes jusqu'à ce qu'elles soient réduites en bouillie ; mêlez le tout, puis vous le mettrez dans une bassine, sur un feu médiocre, avec le beurre, la moëlle de bœuf, l'huile et le vin blanc, on remue souvent. Lorsque les herbes sont cuites, on les passe par un linge qu'on tord fortement ; on met dans des pots neufs tout ce qui est passé, ce qui forme une pommade verdâtre et d'une odeur aromatique. Lorsqu'on se sert de cette pommade, on la fait tiédir et on frotte soir et matin la partie malade devant le feu ; on la couvre de deux papiers brouillard et on assujettit le tout avec des bandages convenables.

## LAVANDE.

Lavande officinale, lavande des jardins (famille des Labiées).

Description. Tiges rameuses, feuilles sans queue, étroites, oblongues, fleurs bleues ou violettes, en épi.

Lieux. Cette plante croît naturellement dans les départements du midi de la France, où elle fleurit en juin et juillet ; elle est cultivée dans les jardins.

Récolte. On doit la faire avant l'épanouissement des fleurs, si l'on veut que cette plante jouisse de toutes ses propriétés.

Propriétés, usages. La lavande, prise en infusion, convient dans les affections nerveuses, la débilité des organes digestifs, elle augmente l'appétit, excite l'action de l'estomac et peut être employée avec avantage dans les indigestions; dans certains cas, elle sollicite l'action de la peau et favorise la sueur. Mais on doit s'en abstenir dans tous les cas où il y a chaleur, sécheresse, fièvre, inflammation de l'estomac, irritation vive, congestion vers la tête. Cette infusion expulse les vents, calme les nerfs irrités et réveille surtout les idées paresseuses.

On prétend que l'eau de lavande qui n'est autre chose que les fleurs, séparées de l'épi, infusées au soleil dans de l'eau-de-vie, est souveraine dans les blessures, les foulures. On frotte à plusieurs reprises la partie malade et on y laisse ensuite un linge ou un papier brouillard qui en est imbibé.

On tire de la plante une huile fort estimée dans les maladies du cerveau : la dose est de 8 à 10 gouttes prises dans une liqueur convenable. Quatre ou cinq gouttes de la même huile prises à jeun, dissipent la migraine et fortifient l'estomac, mêlée avec celle de millepertuis et de camomille; on en fait un excellent liniment pour les rhumatismes, la paralysie, les mouvements convulsifs.

PRÉPARATIONS, DOSES.

Infusion (sommités), 4 à 8 grammes par litre d'eau.

Baume aromatique. Feuilles et fleurs de lavande, deux poignées, romarin, origan, petite sauge, thym, mélisse, verveine, hysope, fenouil, absinthe, laurier, lierre-terrestre, de chacune une poignée; on mettra ces plantes dans cinq à six litres de bonne eau-de-vie, dans un bocal qu'on bouchera et qu'on exposera au soleil du mois de juillet au mois de septembre.

Cette liqueur, qui n'est qu'une eau vulnéraire, convient dans les indigestions et certains maux d'estomac à la dose d'une cuillerée à bouche ; pour les vapeurs et les rhumatismes, on frotte d'abord la partie à sec devant le feu, puis on la frotte de nouveau avec l'eau désignée et cela matin et soir ; pour certaines céphalalgies (maux de tête), on en respirera fortement cinq à six gouttes ; pour les inflammations chroniques des paupières, on les frotte deux fois par jour ; elle convient parfaitement dans les contusions, les plaies récentes; pour les douleurs néphrétiques, deux cuillerées dans un verre d'eau fraîche; pour les vers, deux cuillerées à jeun pendant quelques jours dans un verre d'eau chaude ; pour les brûlures et engelures, on en applique des compresses sur la partie avec beaucoup de succès.

Fumigation contre l'enflure. Mettez dans une bassinoire sur le feu, quelques pincées de lavande et de romarin, bassinez le lit d'un malade pendant que les plantes jettent beaucoup de fumée, faites-le coucher, il suera beaucoup. Il faut réitérer ce remède autant qu'il sera nécessaire, la guérison ne se fera pas attendre longtemps.

Culture de la lavande. Elle se propage de graine, de boutures ou de pieds enracinés, elle reprend sans aucun soin particulier.

## LIERRE GRIMPANT.

(Famille des Hédéracées.)

Lieux. Cet arbuste connu de tout le monde, se plaît dans les lieux sauvages, dans les bois, dans les haies ; il couvre d'une verdure perpétuelle, les masures, les rochers, les vieux murs.

Récolte. Les feuilles se cueillent en toute saison.

Propriétés, usages. Les feuilles de lierre sont employées pour le pansement des cautères, il y a même des personnes qui, au lieu de pois, font avec le bois, des petites boules dont elles se servent pour mettre dans le cautère et entretenir la suppuration. On attribue aux feuilles de lierre boullies dans le vin, beaucoup d'efficacité contre la teigne, contre la gale. Cette décoction s'applique avec succès sur les ulcères et sur les plaies pour les nettoyer.

Cazin dit avoir vu employer avec avantage sur les brûlures du premier et du second degré, les feuilles de lierre bouillies dans l'eau, appliquées sur la partie malade et recouvertes de compresses trempées dans la dé-

9

coction tiède et souvent renouvelées. Quelques auteurs modernes recommandent pour les douleurs de dents, la décoction de baies de lierre écrasées et bouillies dans du vin ou du vinaigre. Il faut garder cette décoction dans la bouche quelques moments et la rejeter ensuite.

On a pensé que le meilleur de tous les remèdes contre le rhumatisme sciatique était tout simplement l'application de feuilles de lierre réitérée jusqu'à guérison. On les coupe en grande quantité sur un morceau d'étoffe proportionné à l'étendue du mal qu'il faut couvrir. On les renouvelle quand elles commencent à sécher.

Pour la guérison des cors aux pieds, on prend des feuilles de lierre qu'on fait tremper, pendant quarante-huit heures, dans le plus fort vinaigre, on applique tous les soirs sur le doigt du pied où sont les cors, une ou plusieurs feuilles. Le matin, après avoir retiré les feuilles de lierre, on recouvre les mêmes parties avec des fleurs de souci. On continue se remède pendant quelques jours.

## LIERRE TERRESTRE.

**Lierret, herbe de Saint-Jean, couronne de terre, rondétte (famille des Labiées).**

Description. Tiges velues, basses, rampant à terre; feuilles arrondies, crénelées, fleurs blanches ou roses.

Lieux. Cette plante se trouve dans les fossés humides; elle se plaît dans les lieux ombragés, le long des haies.

Récolte. Le lierre terrestre se récolte avant le mois de juin et lorsqu'il est à peine en fleur.

Propriétés, usages. Le lierre terrestre est béchique, tonique et vulnéraire. Les ouvrages de matière médicale ne tarissent pas en éloges les plus pompeux sur ses merveilleuses vertus. Des auteurs recommandables l'ont signalé comme un remède souverain contre la toux, l'asthme, la phthisie, les coliques et les affections calculeuses. C'est un tonique stimulant qui porte principalement son action sur les organes respiratoires et qu'on emploie généralement dans les maladies de poitrine (Bossu). Le suc aspiré par le nez est employé dans la migraine (Hœffer). Jean Bauhin assure que cette plante, appliquée en cataplasme, apaise les tranchées des femmes en couches. Ettumler la recommande, et intérieurement, en décoction pour les chutes et les coups lorsque le sang empêche de respirer et qu'on suppose qu'il est extravasé.

### PRÉPARATIONS, DOSES.

Infusion ou décoction, 10 à 25 grammes par litre d'eau bouillante. Cette infusion est employée soit seule, soit avec du lait, du sucre ou du miel.

Suc, 20 à 60 grammes.

Sirop de lierre terrestre. On prendra, au mois d'avril ou de juin, neuf ou dix poignées de lierre terrestre qu'on pilera en les humectant avec dix onces d'eau distillée ou avec une forte décoction de la même plante. On laissera la matière infuser à froid pendant douze heures, puis on l'exprimera. On fera bouillir un bouillon le suc exprimé et on le passera par un linge. On pèsera le suc exprimé et on le mêlera avec un poids égal de sucre blanc et par un petit feu on fera cuire ce mélange en sirop.

Recette contre la vieille toux et le catarrhe.

Lierre terrestre, hysope, de chaque une poignée; fleurs de coquelicot, une pincée; réglisse, 1 once, le tout infusé dans une pinte d'eau chaude : on y ajoute une demi livre de sucre et l'on prend cette infusion soir et matin.

## LIN.

(Lin cultivé (famille des Linacées).

DESCRIPTION. Tige simple, légère et élégante; feuilles très-étroites, aiguës, d'un vert tendre; fleurs d'un bleu céleste ou rougeâtre.

LIEUX. Cette plante est cultivée en grand dans plusieurs provinces de France et particulièrement dans le Nord.

PROPRIÉTÉS, USAGES. La graine de lin est émolliente et adoucissante; aussi est-elle employée avec un grand succès, tant à l'intérieur qu'à l'extérieur, dans toutes les maladies inflammatoires, telles que les inflammations des intestins, celles des reins et de la vessie, la strangurie, la blennorrhagie, la fluxion de poitrine, la gastrite, la dyssenterie, les hémorrhagies actives. La décoction de lin est administrée en lotions sur les phlegmons et les plaies douloureuses; en collyre contre les inflammations des yeux; en gargarisme contre l'esquinancie, les aphthes ou petits ulcères blanchâtres à l'intérieur de la bouche; en cataplasmes émollients qu'on applique sur les tumeurs et engorgements inflammatoires; en lavements dans les coliques et les inflammations des intestins et de la vessie.

L'huile de lin est très-relâchante; prise par cuillerée à bouche à peu de distance les unes des autres, elle agit comme laxative (léger purgatif); à des distances assez éloignées et mêlée avec un sirop, elle est seulement adoucissante : ce dernier mode d'administration convient particulièrement dans les inflammations des organes de la respiration (Cazin). Cette huile, pour être prise intérieurement, doit être fraîche; elle est un excellent remède contre la toux, la phthisie et autres affections de poitrine; elle est salutaire dans le resserrement opiniâtre du ventre. Le lavement composé de quatre onces d'huile de lin avec autant d'huile de navette, était le secret du docteur Michaël.

Cazin dit que le mélange d'une cuillerée d'huile de lin et de pareille quantité de suc de citron ou de vinaigre sucré, lui a réussi comme vermifuge chez les enfants.

Selon Boyle, on fait un remède excellent pour la brûlure avec de l'eau de chaux battue avec partie égale d'huile de lin, c'est un moyen populaire qui, comme tant d'autres, a été adopté par la science.

### PRÉPARATIONS, DOSES.

INFUSION (graines), 15 à 30 grammes par deux litres d'eau On prépare la tisane de graine de lin par décoction; dans ce cas, on renferme la graine dans un nouet de linge que l'on soumet à l'ébullition pendant quelques minutes.

DÉCOCTION (graine), 30 à 60 grammes par litre d'eau; pour fomentations, injections et lavements émollients.

CATAPLASME. 15 à 25 grammes de farine délayée dans 500 grammes d'eau ou de lait. On fait bouillir ce mélange qui épaissit beaucoup. Ou bien, pour plus de célérité, on verse de l'eau bouillante dans un vase contenant de la farine de lin, on délaye jusqu'à consistance de cataplasme. Au lieu d'eau simple, on s'est servi avec avantage d'une décoction de racine de guimauve (Bossu).

Fomentation calmante. Dans deux litres d'eau, faites bouillir pendant une demi heure deux pincées de graine de lin, autant de fleurs de mauve et deux têtes de pavot blanc cassées grossièrement. Cette fomentation est extrêmement utile dans les inflammations du bas-ventre et dans les enflures des jambes si fréquentes vers la fin de la grossesse et après l'accouchement.

Lavement adoucissant contre les coliques douloureuses du bas-ventre dans l'inflammation des intestins. Prenez : graines de lin, deux pincées ; feuilles de bouillon blanc, une poignée ; versez dessus une chopine d'eau bouillante et laissez reposer le tout jusqu'à ce que l'infusion soit tiède; passez ensuite et ajoutez un jaune d'œuf bien délayé dans un peu d'eau chaude pour un lavement à donner en deux fois.

Liniment pour les entorses et les foulures. Huile de lin, 3 onces ; patience rouge ou sang-de-dragon, 2 gros ; camphre, alun, de chacun 2 gros ; laudanum solide, 30 grains ; faites fondre la cire dans l'huile de lin sur un petit feu et faites une poudre du sang-de-dragon et de l'alun qu'on incorpore dans la cire et l'huile à demi refroidies. Ajoutez ensuite le laudanum et le camphre dissous auparavant dans un peu d'esprit-de-vin.

Culture du lin. Cette plante délicate est cultivée avantageusement dans les terres très-fertiles. Toutes les terres franches richement fumées, sont propres à la culture du lin. Il ne doit pas être enterré trop profondément : une exposition trop sèche, trop humide ou trop froide ne lui convient pas.

## LIS BLANC.

(Famille des Liliacées.)

Lieux. Le lis est originaire d'Orient ; on le cultive dans les jardins pour la beauté de ses fleurs.

Récolte. L'oignon de lis peut se récolter en tous temps pour s'en servir à l'état frais.

Propriétés, usages. On emploie ordinairement l'oignon de lis comme émollient maturatif, après l'avoir fait cuire sous la cendre, dans l'eau ou dans le lait. On en forme des cataplasmes vulgairement employés dans les tumeurs inflammatoires pour diminuer la tension et la douleur, ou hâter la maturation ; il rend aussi quelques services dans le phlegmon, le furoncle, le panaris, l'abcès, le charbon, les plaies inflammatoires, les engelures; contre ces dernières, on a recommandé plus particulièrement l'oignon cuit sous la cendre et broyé ensuite avec de l'huile de noix (*Santé universelle*).

Les fleurs de lis peuvent être employées, comme les oignons, en cataplasme et en lavement adoucissant.

Les feuilles trempées dans l'eau-de-vie, sont un excellent remède contre les coupures.

L'huile de lis est employée en liniment contre les brûlures, les gercures du mamelon. On la fait entrer dans les cataplasmes et dans les lavements adoucissants.

### PRÉPARATIONS, DOSES.

Cataplasme maturatif. On fait cuire des oignons de lis sous la cendre chaude entourés d'un papier mouillé, et l'on fait des cataplasmes que l'on emploie seuls ou mêlés à ceux de farine de lin.

Cataplasme pour faire suppurer les tumeurs dures et enflammées. Oignons de lis, racine de guimauve, de chaque 64 grammes ; feuilles de mauve, de pariétaire et de violette, de chacune une poignée ; semence de lin, 15 grammes ; faites bouillir dans une suffisante quantité d'eau de lis, pour un cataplasme.

Huile de lis. On fait macérer des fleurs dans l'huile douce.

Remède pour le mal d'oreille. Prenez : fleurs de lis blanc et de camomille, de chacun une poignée ; feuilles de guimauve et de pariétaire une poignée ; orge, une bonne pincée ; faites bouillir le tout dans suffisante quantité d'eau et remplissez de cette eau, une bouteille dont le goulot soit étroit ; appliquez le goulot à l'oreille malade de sorte qu'elle recoive toute la vapeur qui en sortira. Cette vapeur apaise la douleur et mûrit l'abcès, s'il y en a.

## MARRONNIER D'INDE.

(Famille des Hippocastanées.)

Lieux. Cet arbre est répandu dans presque toute la France, il orne nos promenades et nos jardins.

Récolte. Le marronnier fleurit en mai ; ses fruits sont en maturité à l'automne. On récolte son écorce au printemps sur les jeunes branches qu'on dépouille de l'épiderme extérieur.

Propriétés, usages. L'écorce du marronnier d'Inde réduite en poudre est administrée comme fébrifuge. Coste, Duprat et Richard affirment s'être convaincus des vertus fébrifuges de cette écorce. Cusson assure qu'à double dose et en substance elle possède les vertus fébrifuges du quinquina. L'écorce de marronnier, dit le docteur Bossu, possède des propriétés astringentes, toniques et amères, on peut donc l'appliquer dans le cas où les astringents sont indiqués et aussi dans l'atonie des organes digestifs, les névroses de l'estomac.

Décoction (écorce), 15 à 50 grammes par litre d'eau comme astringent et tonique.

Poudre. 1 à 4 grammes comme tonique.

Vin. 30 à 60 grammes d'écorce par litre de vin blanc, comme fébrifuge.

## MARRUBE.

Marrube blanc, marrube commun (famille des Labiées).

Description. Tige droite, dure, rameuse et cotonneuse au sommet, feuilles arrondies, ridées, inégalement dentelées, d'un vert blanchâtre, fleurs blanches, petites et ramassées en groupes à l'aisselle des feuilles.

Lieux. Le marrube croît abondamment toute l'année, dans les lieux incultes, sur le bord des routes, des fossés, au milieu des décombres; il frappe l'odorat par ses émanations vives, pénétrantes, mais point désagréables.

Récolte. Elle peut se faire avant et pendant la floraison.

Propriétés, usages. Cette plante a des propriétés toniques, stomachiques et emménagogues; elle augmente l'action de l'estomac, active la transpiration, facilite l'expectoration, provoque l'écoulement menstruel. On en fait usage pour rétablir les forces digestives affaiblies; dans le catarrhe chronique, l'asthme humide, les toux rebelles qui suivent la coqueluche et la rougeole des enfants; contre les dyssenteries chroniques, les fièvres intermittentes, la jaunisse, le scorbut, les scrofules, les pâles couleurs, les fleurs blanches. Plusieurs auteurs l'ont employée dans l'hystérie, l'hypocondrie et autres affections nerveuses accompagnées de débilité.

Gilibert a dit que le marrube est une des meilleures plantes de l'Europe, il en a conseillé l'usage dans les engorgements du foie, dans la suppression des règles avec atonie, et dans toutes les circonstances où les médications toniques sont nécessaires.

Le docteur Furnari prétend que c'est un médicament que l'on peut employer avec le plus grand succès contre les affections rhumatismales : il le donne en infusion ou en extrait.

Forestus l'administrait, en décoction, ou bien en donnait le suc exprimé ( ou jus de la plante ) mêlé avec du vin, du sucre et du miel, dans la jaunisse.

Vanters a employé la décoction d'une poignée de marrube dans un litre d'eau réduit à moitié par l'ébullition, dans les fièvres quotidiennes, les fièvres intermittentes et les fièvres tierces, lorsque les voies digestives étaient sans inflammation ni irritation.

Cazin rapporte que cette plante infusée dans le vin ou dans la bière, lui a été très-utile dans la gastralgie et dans les leucorrhées ( fleurs blanches ) atoniques. Je joins, dit cet auteur, souvent à cette infusion, les sommités d'absinthe, la racine d'aunée et celle d'angélique.

A l'extérieur on peut employer l'infusion de marrube dans les ulcères, la gangrène ( Bossu ).

PRÉPARATIONS, DOSES.

INFUSION (sommités et feuilles), 15 à 30 grammes r litre d'eau.

VIN DE MARRUBE. On prend environ 40 grammes de rrube récolté en pleine fleur et bien séché; on le et dans un litre de vin blanc ordinaire et on le laisse fuser à froid pendant deux jours, puis on le passe à avers un linge et on le met en bouteille. Il se conserve ns un lieu frais. On prend ce vin par verre ou par emi-verre le matin à jeun et le soir en se couchant. i l'on est altéré on peut le couper avec de l'eau de eltz. Borel dit que le vin de marrube est un remède dmirable pour fortifier l'estomac, pour provoquer les gles chez les jeunes filles, pour guérir la cachexie, les âles couleurs et donner de l'appétit.

## MAUVE.

Grande mauve, mauve sauvage (famille des Malvacées).

DESCRIPTION. Tige haute et droite; feuilles rondes ou chancrées, fleurs de couleur de chair ou purpurines.

LIEUX. Cette plante est excessivement commune dans es lieux incultes, le long des chemins, au milieu des écombres, dans les cimetières.

RÉCOLTE. Les feuilles sont cueillies au mois de juin u de juillet pour être conservées. Les fleurs se récolent pendant tout l'été.

PROPRIÉTÉS, USAGES. La mauve est émolliente, adoussante et pectorale; elle est d'un usage ordinaire tant l'intérieur qu'à l'extérieur. L'infusion des fleurs, adoucie avec du sucre ou du miel, constitue une boisson extrêmement utile dans toutes les maladies inflammatoires aiguës; on s'en sert avec avantage dans les inflammations du poumon, des reins, de la vessie, dans la pleurésie, les catarrhes pulmonaires, l'angine, la gastrite, la diarrhée, la dyssenterie. On l'emploie avec succès dans la petite vérole, la rougeole. On s'en sert en lavement pour combattre la constipation et pour calmer les coliques. On en prépare des gargarismes adoucissants extrêmement avantageux dans les aphthes (petits ulcères de la bouche). On l'applique en collyre sur les yeux atteints d'inflammation. On l'injecte dans le canal auditif pour calmer les vives douleurs dont l'oreille est souvent le siége. Enfin la décoction des racines et des feuilles de cette plante salutaire est appliquée chaque jour avec avantage, soit en fomentation, soit en cataplasme, sur les tumeurs inflammatoires, telles que les furoncles, les panaris, et même sur les plaies et ulcères compliqués de douleurs et d'inflammation, pour calmer la douleur, dissiper l'engorgement, et favoriser la résolution.

M. L. Dupuis emploie la décoction des fleurs de mauve et de sureau contre les hernies, dans ce cas on applique sur la tumeur des flanelles trempées dans cette décoction tiède.

### PRÉPARATIONS, DOSES.

INFUSION, légère (fleurs), 10 à 15 grammes par litre d'eau.

DÉCOCTION (fleurs, feuilles ou racine), pour cataplasmes, lotions, lavements, gargarismes, collyres.

TISANE CONTRE LE RHUME DE CERVEAU. Fleurs de mauve, de violette, de bouillon-blanc, 8 grammes, que vous ferez infuser dans un litre d'eau. On prendra par jour plusieurs tasses de cette tisane.

Lavement émollient et rafraichissant. Feuilles de mauve, de pariétaire, de sureau, de bette, de violette, de chaque une demi-poignée, faites bouillir dans un litre d'eau jusqu'à réduction de moitié, passez et ajoutez 64 grammes de miel.

Lavement calmant. Fleurs de mauve 4 pincées, 2 têtes de pavot blanc cassées, une pincée de poirée, faites bouillir pendant quelques minutes dans suffisante quantité d'eau pour un lavement.

Lavement contre les vers ascarides des enfants. Feuilles de mauve et de violette de chacune une poignée, choux deux petites poignées, faites bouillir dans deux litres de lait, ajoutez ensuite : fleurs de camomille, de petite centaurée, de chaque une demi-poignée, graine de coriandre, de fenouil, de chaque 8 grammes, passez le tout.

## MÉLILOT.

Trèfle de cheval (famille des Légumineuses).

Description. Tiges droites et rameuses, feuilles alternes et dentelées, fleurs jaunes très-petites et disposées en grappes.

Lieux. Cette plante est très-commune dans les prés; elle croît le long des haies, des chemins où elle fleurit pendant tout l'été.

Récolte. Elle se fait au mois de juin ou de juillet. Les fleurs acquièrent en séchant, une odeur assez agréable.

Propriétés, usages. Le mélilot est émollient et résolutif; il convient dans les inflammations des yeux, soit en employant son infusion ou bien son eau distillée. Les anciens ont vanté son efficacité contre les vents, le rhumatisme, la dyssenterie, la dysurie (émission difficile de l'urine), la néphrite (inflammation des reins). On a préconisé le succès de son infusion contre les douleurs de l'utérus (matrice) et l'inflammation de cet organe.

Tournefort pense que la tisane faite avec des fleurs de mélilot et de camomille convient dans les inflammations du bas-ventre, dans la colique, la rétention d'urine.

Suivant Fernel l'infusion des fleurs de mélilot appliquée en cataplasme, adoucit et résout les agglomérations du sang dans les douleurs locales

PRÉPARATIONS, DOSES.

Infusion, 15 à 30 grammes par litre d'eau.

Décoction pour fomentations. Faites bouillir quelques poignées de mélilot et de camomille dans suffisante quantité d'eau; trempez, dans cette décoction, un morceau de drap ou de flanelle de la longueur du bas-ventre et après l'avoir exprimé légèrement, appliquez-le dessus le plus chaud possible, renouvelez cette fomentation de deux heures en deux heures et couvrez le ventre de linges chauds. Chomel dit que ce remède lui a souvent réussi dans la colique venteuse et dans la tension douloureuse du bas-ventre menacé d'inflammation. Simon Pauli employait, dans la pleurésie, la fomentation suivante : sommités de mélilot, de pariétaire, de chacune deux poignées, feuilles de bétoine une poignée, de guimauve une demi-poignée, fleurs de camomille une demi-poignée. Faire bouillir le tout dans suffisante quantité d'eau, pour en faire de fréquentes fomentations sur le côté.

Lavement carminatif (pour les vents). Faites bouillir les sommités de mélilot et celles de camomille dans du bouillon de tripes, passez par un linge, et ajoutez à la décoction quelques gouttes d'huile d'anis.

Eau distillée. Employée pour collyres.

Remède pour fortifier les jambes et les pieds. Fleurs de mélilot, de camomille, de roses de Provins, de chacune deux pincées ; feuilles de sauge, de thym, de romarin, de lavande, de chacune deux pincées ; faites bouillir le tout dans un litre de vin blanc, et avec cette décoction, faites des fomentations sur les cuisses, les jambes et les pieds.

## MÉLISSE.

**Citronnelle. Citronnade, herbe de citron (famille des Labiées.)**

Description. Tiges droites et rameuses ; feuilles ovales, un peu échancrées et dentelées d'un vert luisant, couvertes de poils courts ; fleurs blanches ou d'un rouge pâle.

Lieux. La mélisse croît abondamment dans les départements méridionaux de la France. On la rencontre dans les environs de Paris au bord des haies ; elle est cultivée dans presque tous les jardins.

Récolte. Cette plante se cueille au mois de mai ; si on la récolte plus tard, il faut avoir soin de la choisir encore en fleur.

Propriétés, usages. La mélisse exerce sur le système nerveux et sur les différents appareils de la vie organique, une excitation plus ou moins vive et qui est la source des propriétés toniques, cordiales, stomachiques, antispamodiques, emménagogues, carminatives et vermifuges, dont elle est revêtue. Les Arabes furent les premiers à la signaler comme propre à fortifier les nerfs, à exciter la gaieté, à activer l'action cérébrale et à relever les forces abattues : de plus, elle exerce une impression tonique sur l'estomac, facilite la digestion. On l'emploie généralement dans les affections nerveuses, telles que l'hystérie, les cardialgies (picotement de l'estomac), les spasmes, l'hypocondrie, la paralysie, les vertiges, la mélancolie, la syncope, les défaillances, la migraine, l'apoplexie commençante, les étourdissements pour cause nerveuse. On la conseille dans l'asthme humide, le catarrhe chronique chez les vieillards lymphatiques, dans la goutte, le rhumatisme ancien, et aux personnes dont les facultés intellectuelles s'affaiblissent.

Forestus faisait usage de son infusion, contre les palpitations du cœur. Rivière l'administrait, en infusion vineuse, dans la manie; Simon Pauli pour la mélancolie et favoriser la menstruation ; Roques conseille aux hommes studieux qui prolongent leurs veilles et qui souffrent des nerfs et de la tête, l'infusion de mélisse blanchie avec un peu de lait. Cazin fait remarquer que, comme toutes les plantes excitantes, la mélisse est nuisible quand il y a chaleur, soif et irritation.

L'eau de mélisse se donne pour l'apoplexie, la léthargie, l'épilepsie, les vapeurs, les coliques, l'évanouissement et la syncope. Son application extérieure est utile pour ramener l'action musculaire dans les membres affaiblies et comme paralysés (Roques). Cet auteur fait observer qu'on abuse souvent de ces eaux spiritueuses, et qu'il les faut donner avec grande réserve aux jeunes personnes d'un tempérament bilieux et sanguin. Les langueurs, les embarras, les faiblesses d'estomac, sont souvent l'effet d'une inflammation plus ou moins apparente, qui s'exaspère par l'usage de l'*eau de mélisse des Carmes.*

PRÉPARATIONS, DOSES.

INFUSION, 4 à 12 grammes par litre d'eau.

EAU DE MÉLISSE. Prenez : six poignées de mélisse nouvellement cueillie que vous pilerez dans un mortier et que vous mêlerez avec écorce sèche de citron, noix de muscade, coriandre, de chaque 15 grammes; giroflée, cannelle et racine d'angélique, de chacune 10 grammes, bien concassés; mettez le tout dans un vase; versez dessus 375 grammes de vin blanc et 120 grammes d'eau-de-vie; bouchez hermétiquement et laissez digérer la matière pendant trois jours; faites distiller la liqueur au bain-marie sur un feu modéré. On gardera l'eau distillée pour le besoin. La dose est d'une cuillerée pure, ou mêlée dans un verre d'eau, suivant les différentes maladies.

REMÈDE CONTRE LES PALPITATIONS. Feuilles de mélisse, de menthe, de bourrache, de chacune une poignée; faites bouillir le tout dans un quart de litre d'eau-de-rose et autant de vinaigre: appliquez le marc chaudement sur la région du cœur, et renouvelez deux fois par jour : on prendra du sirop de pointes d'asperges et en même temps des lavements avec la mauve, la guimauve, la pariétaire, le bouillon-blanc. On pourra faire usage de tisane faite avec des plantes rafraîchissantes, comme la bourrache, la pimprenelle, la buglosse.

CULTURE DE LA MÉLISSE. Cette plante ne se multiplie communément que de plants enracinés, quoiqu'elle vienne également de graine. On sépare les rejetons des vieux pieds qui en poussent beaucoup, et on les plante au mois de mars en bonne terre qu'on fume avec soin et qu'on choisit un peu ombragée : elle réussit parfaitement autour des arbres fruitiers. Elle est sujette à dégénérer, lorsqu'on s'en aperçoit il faut la détruire et en remettre d'autres plus fraîches qu'on peut élever de semence.

## MENTHE POIVRÉE.

Menthe anglaise (famille des Labiées).

DESCRIPTION. Tige droite, rameuse et légèrement velue, feuilles aiguës et dentées en scie, fleurs violacées et rougeâtres, disposées en épis à l'extrémité de la tige et des rameaux.

LIEUX. Cette plante, originaire d'Angleterre, croît naturellement dans quelques parties des Pyrénées : elle est cultivée dans les jardins où elle se propage avec une extrême facilité.

RÉCOLTE. La récolte se fait en juillet, août et septembre. La menthe doit être séchée promptement et placée après la dessiccation dans un lieu sec.

PROPRIÉTÉS, USAGES. La menthe poivrée est tonique, stomachique, emménagogue, stimulante, antispasmodique, vermifuge, carminative et fébrifuge. Employée en infusion, elle détermine sur l'appareil digestif une excitation très-vive : son action sur le système nerveux est extrêmement énergique ; on a signalé ses bons effets dans certaines fièvres nerveuses périodiques, les fièvres typhoïdes revêtant la forme nerveuse ; elle est recommandée dans les syncopes, l'asphyxie ; la paralysie, l'asthme, l'hystérie, les vomissements nerveux, l'hypocondrie, la gastralgie ou crampes d'estomac, les palpitations, les tremblements nerveux, la migraine, les flatuosités ou vents, le hoquet. L'infusion de menthe est indiquée aux jeunes filles qui ont les pâles couleurs dans le cas de menstruation difficile avec coliques : dans la période froide des fièvres intermittentes, au début du choléra. Son usage procure l'expulsion des vers intestinaux, ramène la transpiration, et favorise le flux menstruel chez les femmes nerveuses douées d'une constitution faible et délicate. On prend alors, quelques jours avant l'époque périodique, une infusion légèrement sucrée : elle est le remède des enfants faibles et languissants tourmentés par les vers.

La menthe a été signalée comme diminuant la sécrétion laiteuse. Suivant Dubois de Rochefort, prise en infusion et appliquée en fomentation sur les seins, elle empêche une nouvelle sécrétion de lait et s'oppose aux accidents des affections dites laiteuses. L'infusion de cette plante dans l'eau ou dans le vin convient dans les contusions, les ulcères. On s'en est servi pour guérir la gale.

La décoction de mousse de Corse dans laquelle on a fait infuser une pincée de feuilles de menthe, est un des meilleurs vermifuges pour les enfants. On peut remplacer les feuilles par une ou deux cuillerées d'eau distillée de menthe : la potion en devient plus agréable (Roques).

### PRÉPARATIONS, DOSES.

Infusion (sommités sèches), une pincée par litre d'eau qu'on prend par petite tasse de temps en temps.

Décoction, quantité suffisante pour fomentations contre les sécrétions laiteuses, la gale et les contusions.

Sirop. 30 à 60 grammes qu'on prend par petites cuillerées ou étendu dans une potion ou une tisane. Lemery l'estime propre pour fortifier l'estomac, pour arrêter le vomissement et chasser les vents.

Pastilles. Les pastilles de menthe favorisent la digestion, rafraîchissent la bouche et calment la soif en se fondant.

Culture de la menthe. La menthe se plaît dans les terrains frais, où quelques boutures plantées ont bientôt garni tout l'espace qu'on veut lui donner.

## MENTHE SAUVAGE.

Baume, menthe aquatique, menthe Pouliot (famille des Labiées).

Description. Feuilles soyeuses, presque blanches; fleurs d'un rose pâle, s'ouvrant en juillet et août.

Lieux. La menthe sauvage ou baume, croît sur le bord des ruisseaux et des fossés et dans les lieux humides.

Récolte. Les feuilles doivent être cueillies un peu avant la floraison; on les fait sécher rapidement.

Propriétés, usages. Cette plante a une grande analogie avec la menthe poivrée, quant à ces propriétés médicinales : l'infusion introduite dans l'appareil digestif, produit un sentiment de chaleur dans l'estomac; elle convient dans l'asthme, les affections atoniques de l'estomac, les flatuosités ou vents, le flux chronique, les vomissements nerveux.

Ray et Sauvage ont attribué une efficacité particulière à son infusion, dans le traitement de l'aménorrhée (suppression des règles) et dans l'hystérie.

PRÉPARATIONS, DOSES.

INFUSION (feuilles), 8 à 15 grammes par litre d'eau.

REMÈDE CONTRE LA SUPPRESSION DES RÈGLES. Prenez : feuilles de menthe sauvage, de romarin, de sauge, d'armoise, de chacune une pincée : mettez le tout infuser à froid, pendant huit jours, dans deux litres de bon vin rouge : passez ensuite le vin que vous gardez pour l'usage. La dose est d'un verre le matin à jeun pendant dix jours.

## MERCURIALE.

Mercuriale officinale ou annuelle, foirole, foirande, ortie bâtarde, cagarelle (famille des Euphorbiacées.)

DESCRIPTION. Tige droite et rameuse ; feuilles pointues et dentées ; fleurs verdâtres.

LIEUX. On rencontre cette plante le long des chemins, des murs et des haies : elle est commune dans les jardins négligés, les décombres. Lorsqu'on la froisse entre les doigts, elle répand une odeur fade ; sa saveur est salée et désagréable.

RÉCOLTE. Il faut cueillir la mercuriale avant la floraison ; elle perd, en séchant, ses propriétés médicinales.

PROPRIÉTÉS, USAGES. La mercuriale fait partie des plantes émollientes et relâchantes : elle est connue surtout par son action laxative (qui purge) depuis les temps les plus reculés (Bossu). Galien l'employait comme purgatif. Dubois de Rochefort l'indique comme un bon diurétique (qui augmente l'urine). G. Bauhin l'employait en décoction contre la jaunisse. Hippocrate en exprimait le suc dans l'oreille contre la surdité.

PRÉPARATIONS, DOSES.

DÉCOCTION (plante sans racine), une poignée pour un litre d'eau. Comme tisane purgative, ou en lavement contre la constipation.

CATAPLASME. On en fait des cataplasmes émollients qu'on applique sur le bas-ventre dans la constipation, après les avoir arrosés d'huile d'olive.

MIEL DE MERCURIALE. On le prépare avec le jus de la plante fraîche, qu'on exprime dans du miel commun. Ce miel est fréquemment employé dans les lavements, comme purgatif, à la dose de 30 grammes. Ces lavements tiennent le ventre libre en contribuant à dégorger les seins chez les mères qui ne nourrissent point leurs enfants.

SIROP DE LONGUE-VIE, OU DE MERCURIALE. Prenez : trois livres de miel blanc, une livre de jus de feuilles de mercuriale, 60 grammes de jus de bourrache; mêlez le tout dans une bassine sur le feu et passez sans faire bouillir; ajoutez ensuite un quart de litre de vin blanc dans lequel on a fait infuser, pendant vingt-quatre heures, 8 grammes de racine de gentiane coupée menue; mettez ce mélange sur le feu et remuez le tout; passez sans faire bouillir; puis faites cuire ce que vous aurez passé en consistance de sirop. La dose est d'une cuillerée à jeun qu'on délayera dans un verre d'eau tiède. Ce sirop est purgatif et tonique : il fortifie les organes en même temps qu'il tient le ventre libre. Les vieillards constipés et asthmatiques s'en trouvent très-bien.

Cazin dit avoir connu un goutteux qui se soulageait par l'usage de ce sirop.

## MILLEFEUILLE.

**Herbe aux coupures, herbe aux charpentiers, sourcils de Vénus (famille des Synanthérées.)**

Description. Tige droite, feuilles longues et étroites, fleurs blanches ou d'un rose lilas.

Lieux. Cette plante abonde dans les champs, dans les lieux incultes, sur le bord des chemins.

Récolte. Elle se fait pendant toute la belle saison.

Propriétés, usages. La millefeuille est manifestement tonique. Sous ce rapport, son infusion est utile dans certaines affections nerveuses, accompagnées de l'inertie de l'estomac et de l'intestin, ou d'une débilité générale, comme cela a lieu dans l'hypocondrie et autres névroses, chez les sujets lymphatiques soumis à un mauvais régime, à une vie sédentaire (*Fl. médicale*).

Le docteur Richard la considère comme un puissant calmant du système nerveux, et dit qu'il a eu à se louer de l'infusion et de la décoction de millefeuille, employées en boissons et lavements, dans les cas de dyssenteries épidémiques.

Les feuilles légèrement pilées et mises dans le trou de l'oreille, calment souvent la douleur de dents; c'est un remède éprouvé par des praticiens dignes de foi (Chomel).

### PRÉPARATIONS. DOSES.

Infusion (sommités fleuries), 15 à 30 grammes par litre d'eau.

Décoction contre les contusions internes causées par des chutes, des coups ou autre accident. Faites bouillir, pendant une demi-heure, dans environ deux litres d'eau, des feuilles de plantain, de lierre terrestre de millefeuille, de chacune 4 grammes; passez par un linge avec une légère expression; ajoutez 10 grammes de sucre. On en donnera à boire une tasse tiède, quatre fois par jour, et on continuera quelque temps.

## MILLEPERTUIS.

**Herbe de Saint-Jean, herbe aux piqûres, chasse-diable (famille des Hypéricinées.)**

DESCRIPTION. Tige droite, très-rameuse, garnie de petites feuilles ovales, remarquables par des points transparents, qui les font paraître comme criblées de trous.

LIEUX. Rien n'est plus commun que cette plante; on la trouve partout, dans les lieux incultes, au milieu des haies, dans les bois, au bord des prairies où elle fleurit en juillet et août.

RÉCOLTE. La récolte doit être faite à l'époque de la floraison. Il faut choisir les sommités qui n'ont pas les fleurs complétement ouvertes

PROPRIÉTÉS, USAGES. Le millepertuis a été jadis fort recommandé pour ses vertus médicinales; il jouissait d'une grande réputation dans le traitement des plaies. Les modernes l'ont, pour ainsi dire, abandonné.

Cazin dit avoir employé, avec avantage, l'infusion des sommités de millepertuis, dans les catarrhes pulmonaires chroniques, dans les leucorrhées sans irritation utérine très-prononcée, dans l'asthme viscérale chronique, et même dans la phthisie avec expectoration purulente. J'ai souvent mêlé, ajoute cet auteur, le millepertuis à la racine d'aunée et au lierre terrestre, dans les affections chroniques de poitrine.

Le millepertuis peut encore être utile dans le catarrhe de la vessie, du vagin et de l'urètre (Bossu).

PRÉPARATIONS, DOSES.

INFUSION (sommités fleuries), 15 à 30 grammes par litre d'eau.

Les feuilles et les fleurs, macérées dans l'huile d'olive, passaient jadis pour un excellent vulnéraire, très-propre à favoriser la cicatrisation des plaies simples et des ulcères. Haller dit que ce suc, tiré de l'herbe broyée et infusée dans le vin, lui paraît mériter la préférence comme vulnéraire cicatrisant.

INJECTION POUR LE MAL D'OREILLES. Infusion de millepertuis, à laquelle vous ajoutez 64 grammes (2 onces) de teinture de baume du Pérou ; vous ajoutez ensuite 12 gouttes de teinture de musc ; vous injectez, matin et soir, dans l'oreille malade, au moyen d'une petite seringue.

## MORELLE.

Morelle noire ou commune, morette, crève-chien, raisin de loup (famille des Solanées).

DESCRIPTION. Tige de la hauteur d'un pied, rameuse, couverte d'une espèce de duvet; feuilles ovales, pointues ; fleurs blanches réunies en petits bouquets garnissant les divers rameaux de la plante.

LIEUX. Cette plante se trouve partout ; elle est commune dans les décombres, au pied des vieux murs, le long des chemins ; elle fleurit pendant tout l'été.

PROPRIÉTÉS, USAGES. La morelle n'est plus employée qu'à l'extérieur. On applique les feuilles récemment pilées sur les ulcères douloureux, le cancer, les fissures du mamelon, les hémorroïdes. On s'en sert aussi en décoction et en cataplasme sur les contusions, les tumeurs inflammatoires, les clous, les phlegmons, les panaris, les brûlures, les dartres vives et rongeantes, les chancres vénériens, les érysipèles et dans toutes les inflammations de la peau. On s'en sert encore en injection dans les fleurs blanches.

## MOUTARDE BLANCHE.

(Famille des Crucifères.)

La moutarde blanche est très-commune dans les lieux cultivés; ses graines sont plus grosses que celles de la moutarde noire.

Propriétés, usages. Les graines de moutarde blanche font éprouver un sentiment de chaleur dans l'estomac; elles augmentent l'action de cet organe, excitent l'appétit et facilitent la digestion ; elles agissent quelquefois sur le cœur et accélèrent la circulation; d'autres fois elles stimulent les reins et provoquent la sécrétion des urines ; dans certains cas, leur effet se fait sentir au système cutané, et la transpiration augmente lorsqu'on en fait usage pendant un certain temps. Leur action stimulante agit sur toute l'économie. Cette manière d'agir des semences de moutarde les rend évidemment utiles dans les maladies accompagnées de débilité, et dans tous les cas où la médication tonique est nécessaire. On en fait usage dans l'hypocondrie, les pâles couleurs, la constipation. Les graines de moutarde blanche sont purgatives; leur propriété dépurative a été contestée par plusieurs auteurs; cependant on assure que des dartres, des rhumatismes ont été favorablement modifiés par leur usage longtemps continué.

PRÉPARATIONS, DOSES.

GRAINE. Une ou deux cuillerées, le soir, comme purgatif. Une cuillerée, avant le repas, comme stomachique.

## MOUTARDE NOIRE.

(Famille des Crucifères.)

DESCRIPTION. Tige rameuse; feuilles grandes en forme de lance; fleurs jaunes.

LIEUX. On rencontre cette plante dans les terrains arides, pierreux, particulièrement dans le nord de la France. On la cultive pour l'usage culinaire et de la médecine.

RÉCOLTE. Toute la graine de moutarde que l'on trouve dans le commerce est due à la culture. La meilleure est celle qui est piquante, chaude et amère au goût, pesante et noire.

PROPRIÉTÉS, USAGES. La semence de moutarde noire est tonique, excitante et antiscorbutique. A petite dose, elle convient dans l'anorexie (manque d'appétit), l'hypocondrie, les pâles couleurs, la cachexie; à dose plus élevée, elle excite tous les organes, l'estomac, le poumon, les reins, et peut être utile dans les engorgements atoniques, les hydropisies, certains catarrhes chroniques, la paralysie et surtout les affections scorbutiques.

En graine prise entière, elle a été vantée dans quelques dyspepsies avec constipation, les fièvres intermittentes (Cazin). Cet auteur dit l'avoir employée dans un cas de scorbut très-grave, chez un enfant de quatorze ans, en administrant au malade 30 grammes de cette graine concassée dans un litre de bière qu'il fit prendre à la dose de 4 onces par jour. Ray rapporte que, pendant le siége de La Rochelle, la moutarde, pulvérisée et mêlée dans du vin blanc, sauva la vie à un grand nombre de malheureux atteints du scorbut. Bergiers l'employait contre les fièvres intermittentes et administrait la graine entière de cette plante à la dose de quatre cuillerées par jour, durant les intervalles qui séparent les accès de fièvre. Boerhaave donnait aussi la moutarde entière dans les fièvres quartes et quotidiennes de l'automne. Julia de Fontenelle a administré, comme purgatif, l'huile douce des semences de moutarde qui lui a paru remplacer très-bien l'huile de ricin, à la même dose que cette dernière.

Les usages externes de la moutarde sont généralement connus. L'on fait, avec la farine de la semence délayée dans l'eau, des cataplasmes appelés *synapismes*, qui s'emploient tantôt pour produire une excitation générale, comme dans l'apoplexie, la paralysie, les fièvres typhoïdes ; tantôt pour opérer une dérivation, ou pour rappeler à l'extérieur une affection aiguë ou chronique, tels que la goutte, le rhumatisme, les dartres, l'érysipèle. On s'en sert dans quelques névralgies chroniques, la sciatique. On les promène sur la surface du corps pour réchauffer les malades atteints du choléra et pour soulager les asthmatiques dans les accès de suffocation.

### PRÉPARATIONS, DOSES.

Graines (entières), 10 à 15 grammes comme excitant, stomachique ; 4 à 5 cuillerées comme fébrifuge.

Graines (concassées), 15 à 30 gr. comme purgatif.

Bain de pieds a la moutarde, 70 à 125 grammes; eau, quantité suffisante pour monter à mi-jambes. On délaye la moutarde dans l'eau tiède, et l'on en fait une bouillie bien claire. On couvre le vase et, après quelque temps de contact, on ajoute de l'eau chaude, de manière à amener le bain à une température supportable pour la peau. On emploie généralement ce bain, dans les cas de congestions sanguines, vers les parties supérieures du corps. Plus la peau est délicate, moins il faut de moutarde.

## MURIER NOIR.

(Famille des Urticées.)

Lieu. Arbre originaire de Perse, naturalisé en Europe.

Récolte. Le mûrier fleurit en avril. Les fruits sont cueillis au mois d'août avant leur maturité, pour faire du sirop.

Propriétés, usages. L'écorce de la racine du mûrier est tonique, astringente et vermifuge. Elle a été donnée par plusieurs médecins contre le ver solitaire et peut, dans ce cas, remplacer la racine de grenadier qui est difficile à se procurer. Les mûres noires, avant leur maturité, sont astringentes ; leur usage interne est recommandé dans les diarrhées, les dyssenteries, les crachements de sang. En maturité, elles ont une saveur douce, rafraîchissent le sang, calment la soif pendant les chaleurs brûlantes de l'été. Écrasées et délayées dans de l'eau, elles offrent une boisson agréable. Le sirop de mûres, dit Chomel, est très-utile pour adoucir les âcretés de la gorge et de la poitrine. On s'en sert pour adoucir les tisanes et les gargarismes astringents dont il augmente l'action.

PRÉPARATIONS, DOSES.

Décoction (racine). 30 grammes pour un litre d'eau.

Sirop de mures. Prenez : mûres noires avant leur maturité, sucre blanc de chaque par parties égales ; mettez sur un feu doux, faites bouillir un instant et passez.

## NAVET.

(Famille des Crucifères.)

Description. Tige rameuse ; feuilles couvertes de poils très-rudes, fleurs jaunes.

Lieux. Il est cultivé dans les champs et dans les jardins potagers.

Propriétés, usages. La racine de navet figure avec avantage parmi les substances rafraîchissantes, émollientes et adoucissantes, et peut être employée avec succès dans la plupart des maladies inflammatoires : ainsi on fait usage de sa décoction contre la toux, l'enrouement, le catarrhe, et pour combattre l'irritation de l'appareil urinaire. On l'emploie également, en gargarisme, contre l'angine. Dans les affections de poitrine, on fait un usage fréquent d'une forte décoction de racine de navet, prise chaude avec du miel. Le navet cuit appliqué en cataplasme sur les engelures, modère les démangeaisons et l'inflammation.

Schroder assure que les navets cuits sous la braise, appliqués derrière les oreilles, apaisent efficacement les douleurs de dents.

PRÉPARATIONS, DOSES.

Sirop de navet. On choisit de bons navets qu'on coupe par tranches et qu'on dépose par lits dans un pot de terre, jusqu'à ce que ce pot soit plein. On saupoudre chacun de ces lits de sucre; on clôt bien le pot, qu'on dépose dans le four à la sortie du pain pour y passer six heures, après lesquelles on le retire, et l'on passe ce sirop à travers un linge clair; on le met dans des bouteilles au frais, puis on en prend au besoin par cuillerée à bouche. Il adoucit les irritations des rhumes opiniâtres et calme les bronches irritées. Il est souverain contre la coqueluche des enfants.

Recette pour les maladies de poitrine. Prenez un navet, une pomme de reinette; bourrache, chiendent, capillaire, chicorée sauvage, lierre terrestre, aigrémoine, pissenlit, fumeterre, fleurs de bouillon blanc, de chacun une pincée; figues grasses, raisins secs, racine de guimauve, de chacun une once; faites bouillir le tout dans trois litres d'eau, jusqu'à réduction de moitié; passez la décoction par un linge, et ajoutez quantité suffisante de sucre candi en poudre. Cette tisane est bonne pour les catarrhes, l'asthme, les fluxions de poitrine.

## NERPRUN.

**Nerprun purgatif ou officinal, noir prun, bourg-épine (famille des Rhamnées).**

Description. Tige très-rameuse; feuilles aiguës, dentées et d'un vert clair; fleurs d'un jaune verdâtre, petites et groupées. Cet arbrisseau porte des baies molles comme celles du genévrier, vertes au commencement, mais qui noircissent en mûrissant.

Lieux. Il croît dans les haies, dans les bois, dans les lieux incultes. Il aime les taillis humides et les ruisseaux.

Récolte. On cueille son fruit quand il est mûr. En automne, vers le temps des vendanges.

Propriétés, usages. Le nerprun est purgatif. Les habitants des campagnes se purgent en avalant 10 à 15 baies, et ils avalent, par dessus, un verre de tisane de racine de guimauve, bien miellée. La décoction de dix baies, faite avec un gramme de crême de tartre, purge doucement et sans tranchées. Mais c'est sous forme de sirop qu'il est le plus communément employé.

### PRÉPARATIONS, DOSES.

Sirop de nerprun. Vous prenez : suc ou jus des baies, une livre ; sucre blanc, une livre. Vous faites cuire sur un feu doux en consistance de sirop. La dose est de 30 à 70 grammes dans de la tisane.

Ce sirop est d'un emploi très-fréquent. Il convient dans l'hydropisie, les dartres chroniques, la goutte, le rhumatisme, les maladies longues et opiniâtres. Il faut, comme pour tous les purgatifs doux, en faire usage pendant longtemps.

Potion purgative. Sirop de nerprun, 20 grammes ; huile de ricin, 8 grammes ; eau de menthe, 20 gram. A prendre à jeun en trois fois.

## NOYER.

(Famille des Inglandées.)

Lieux. Cet arbre, grand et beau, connu de tout le monde, croît dans les terres grasses, aux champs et dans les jardins.

Récolte. Elle se fait pour les feuilles pendant la belle saison ; pour les fleurs ou chatons, au printemps.

Propriétés, usages. Le noyer est considéré comme

astringent, tonique, sudorifique, antiscrofuleux, vermifuge et adoucissant.

M. Négrier d'Angers dit avoir guéri, par l'usage de la décoction des feuilles de noyer, plusieurs maladies scrofuleuses, des ulcères, des plaies fistuleuses, des ophthalmies scrofuleuses.

Le docteur Souberbielle employait contre la jaunisse deux à quatre grammes de feuilles de noyer séchées au four et pulvérisées, et infusées du soir au matin dans un verre ou deux de vin blanc.

Salenander assure avoir constamment réussi à arrêter les hémorrhagies utérines, en administrant pendant plusieurs jours, le matin à jeun, quatre grammes de fleurs de noyer bien mûres en poudre, mêlés avec suffisante quantité de vin chaud.

C'est surtout à l'extérieur que leur usage a été le plus vanté. M. Dubois de Tournay dit avoir fait usage, dans différents cas de teigne, de cataplasmes de feuilles de noyer cuites et de leur décoction employées en lotions. On se sert de cette décoction pour modifier les ulcères atoniques, indolents et blafards; pour faire des injections dans le vagin contre les ulcérations du col de la matrice, les flueurs blanches. Les bourgeons et les feuilles de noyer ont la propriété de faire pousser les cheveux dont la chute a été occasionnée par diverses maladies. Dans ce cas, il faut lotionner la tête avec l'eau dans laquelle on a fait bouillir une poignée de ces feuilles. La pommade suivante peut remplacer avec avantage les lotions : on fait cuire dans de la graisse de porc, une certaine quantité de jeunes bourgeons de noyer, c'est-à-dire les boutons qui ne sont pas encore développés en feuilles. On passe ensuite la graisse fondue à travers un linge et on la met en pot.

L'huile de noix est très-adoucissante et résolutive. On administre, avec succès, des lavements de cette huile dans les grandes douleurs néphrétiques (par les graviers de reins), les coliques venteuses.

PRÉPARATIONS, DOSES.

INFUSION (feuilles sèches ou fraîches), 10 grammes par litre d'eau pour tisane dans les scrofules.

DÉCOCTION (feuilles), 40 grammes par litre d'eau pour lotions, injections et collyres.

BROU DE NOIX. Prenez : eau-de-vie, 8 pintes ; noix vertes nouvellement nouées, 150 ; écrasez les noix et faites-les infuser pendant un mois dans l'eau-de-vie ; ajoutez alors 4 livres de sucre, et trois semaines après : muscade, un gros ; girofle, un gros ; huit jours après passez et filtrez.

Ce ratafia est un des meilleurs stomachiques dont on puisse conseiller l'usage en cas de faiblesse chronique et de gastralgie (crampes d'estomac).

## OIGNON.

Oignon commun, oignon blanc (famille des Liliacées).

Tout le monde connaît cette plante alimentaire ; ses vertus pour la santé ne sont pas moins remarquables.

LIEUX. Elle se cultive de même que l'ail dans les jardins potagers.

PROPRIÉTÉS, USAGES. L'oignon cru est excitant et diurétique ; mangé avec réserve, il stimule les fonctions digestives ; il ne convient pas comme aliment aux tempéraments sanguins et bilieux. L'oignon cuit est adoucissant et béchique ; on en prépare des tisanes pectorales et un sirop que l'on donne dans les rhumes, les catarrhes et autres inflammations de poitrine. On se sert de la décoction aqueuse (dans l'eau) associée au sucre, au miel, au lait, à l'eau de veau, dans les toux rebelles, l'asthme, la phthisie. A l'extérieur, l'oignon s'emploie de plusieurs manières : écrasé avec un peu de sel, et appliqué sur les brûlures récentes on apaise la douleur et on empêche qu'il ne s'y forme des cloques (Fernel). On peut ensuite faire cuire un second oignon sous la cendre, le pétrir en forme d'onguent, et l'appliquer sous forme de cataplasme, sur la partie brûlée ; on se sert aussi de ce cataplasme contre les flegmons, les furoncles, les panaris. Le cœur d'un petit oignon blanc, cuit sous la cendre, et appliqué chaud sur une dent cariée, apaise assez souvent la douleur. Dans la migraine, on applique avec succès, sur la tête, deux oignons pilés et imbibés d'esprit de vin. L'oignon pilé et mêlé dans du beurre frais apaise la douleur des hémorroïdes. Le jus d'oignons dont on a imbibé du coton, mis dans l'oreille, en dissipe le bruissement (Chomel). Injecté dans le canal auditif, il a été recommandé contre la surdité. Dans la colique néphrétique ou gravelle, on fait prendre au malade un quart de litre de vin blanc dans lequel on fait infuser, pendant une heure, un oignon coupé par morceaux. L'oignon mangé cuit ou cru est bon contre le rhumatisme des reins. Le vin rouge dans lequel on a fait infuser un oignon coupé par morceaux et qu'on a exposé à l'air, pendant deux jours, pris le matin à jeun, est un excellent vermifuge (Cazin).

Cataplasme contre la rétention d'urine. Prenez : trois oignons blancs, trois jaunes d'œufs ; faites cuire le tout en consistance de cataplasme ; mettez ensuite entre deux linges, et appliquez-le chaudement sur la région de la vessie. Ce remède se réitère au bout de trois heures, s'il ne réussit pas la première fois.

REMÈDE CONTRE LA DYSSENTERIE. Faites bien cuire sous la cendre des oignons épluchés, et faites-les un peu mijoter dans une demi-livre d'huile d'olive pour les grandes personnes, et dans un quart de livre pour les enfants. Mêlez le tout sans sel, ni poivre, ni vinaigre, et si la dyssenterie ne disparaît pas la première fois, on réitère le remède.

## ORANGER.

(Famille des Aurantiacées.)

LIEUX. Cet arbre, originaire de la Chine, est naturalisé dans le midi de la France.

RÉCOLTE. Les feuilles doivent être récoltées vertes et en bonne végétation.

PROPRIÉTÉS, USAGES. On emploie les feuilles et les fleurs d'oranger, en infusion, dans la débilité des organes digestifs marquée par l'inappétence (manque d'appétit), les flatuosités ou vents, la lenteur des digestions. On en fait usage dans les maladies nerveuses et convulsives, les toux spasmodiques (nerveuses), les palpitations, l'oppression. Les fruits sont stomachiques. L'infusion des feuilles ou des fleurs d'oranger bue avant le repas et mêlée avec du vin, combat les accidents produits par la débilité de l'estomac. Après le repas, elle facilite la digestion, calme les maux de tête. Enfin elle constitue une tisane très-convenable dans la période algide (froid) des fièvres intermittentes, la dyssenterie, le choléra. Mais on ne doit pas oublier que cette boisson, comme l'eau de fleurs d'oranger, est un peu excitante et échauffante, et qu'elle ne convient pas lorsque les voies digestives sont le siége d'une irritation inflammatoire (Bossu).

PRÉPARATIONS, DOSES.

INFUSION (fleurs), 5 à 15 grammes par litre d'eau.

INFUSION (feuilles), 5 à 15 grammes par litre d'eau. Le suc de l'orange est tempérant, rafraîchissant et délayant.

SIROP DE FLEURS D'ORANGER. Prenez : fleurs d'oranger nouvellement cueillies, une demi-livre ; versez dessus un litre d'eau bouillante et laissez infuser pendant vingt-quatre heures ; faites bouillir légèrement, passez et jetez ces fleurs ; mettez autant de fleurs nouvelles dans la même infusion, ce que vous réitérerez jusqu'à trois fois ; vous passerez la liqueur et vous la ferez cuire en sirop avec une livre de sucre blanc.

Ce sirop sert à édulcorer (adoucir) les tisanes et les potions calmantes.

## ORGE.

(Famille des Graminées.)

L'orge est cultivée depuis la plus haute antiquité pour l'usage alimentaire et médical.

PROPRIÉTÉS, USAGES. L'orge est rafraîchissante, apéritive, émolliente, diurétique et nourrissante. Son usage en décoction a été en honneur dès le berceau de la médecine. Les anciens l'employaient généralement dans les maladies aiguës et inflammatoires ; les irritations chroniques, la fièvre hectique, la phthisie pulmonaire, l'hémoptysie ou crachement de sang, la néphrite ou inflammation des reins ou de la vessie, la diarrhée, la dyssenterie, la gastrite, et dans le traitement des maladies des voies urinaires.

### PRÉPARATIONE, DOSES.

Décoction. Orge en entier, une poignée pour un litre d'eau. Après quelques minutes, on jette cette première eau, pour ensuite faire bouillir le grain dans une même quantité de nouvelle eau : de cette manière, la boisson est aussi douce que si l'on avait employé l'orge mondé.

Lavement purgatif. Dans 192 grammes (6 onces), d'une décoction faite avec de l'orge, faites fondre 4 grammes de sel de Glauber et ajoutez une ou deux cuillerées à bouche d'huile d'olive pour un lavement.

Gargarisme pour l'inflammation du gosier. Faites bouillir 32 grammes d'orge dans environ un litre d'eau, puis mettez : sommités de ronce, feuilles de plantain et d'aigrémoine, de chaque une demi-poignée, pour faire une forte décoction ; passez et faites dissoudre 45 grammes de miel rosat ou même quantité de sirop de mûres.

Tisane acidulée de Tissot. Prenez : orge mondé, 64 grammes (2 onces) ; eau de fontaine, deux litres ; faites bouillir pendant environ une demi-heure : passez et ajoutez 64 grammes de miel et 32 grammes (1 once) de vinaigre. Cette tisane est une excellente boisson pour les fièvres inflammatoires. On peut rendre cette tisane plus agréable en y mêlant du suc de citron, du suc d'orange ou de la gelée de groseille. Lorsqu'on veut la rendre plus adoucissante. on y ajoute un quart de lait, et on la sucre convenablement. C'est la boisson des phthisiques ; elle soutient leurs forces et tempère la chaleur fébrile qui les consume. L'eau d'orge blanchie avec le lait est le remède le plus simple et le plus efficace, au commencement des rhumes, surtout lorsqu'ils sont accompagnés de chaleur, de soif et d'un peu de fièvre.

Crème d'orge aux amandes. Vous pilez de l'orge mondé, bien cuit, avec une douzaine d'amandes douces et une amande amère ; vous le passez à travers un tamis, vous y mêlez du sucre, un peu de fleur d'oranger et suffisante quantité de lait, puis vous faites mijoter cette crème sur un feu doux. On la conseille dans les affections chroniques de la poitrine et du tube intestinal.

## ORIGAN.

Marjolaine bâtarde, marjolaine sauvage (famille des Labiées).

Description. Tige droite, velue et rameuse ; feuilles garnies de poils et ovales ; fleurs petites et roses, formant une grosse touffe au sommet de la tige.

Lieux. Cette plante est très-commune dans le midi de la France ; elle croît dans les haies, les collines, les montagnes ; elle fleurit au milieu de l'été.

Récolte. La récolte doit être faite au moment de la floraison.

Propriétés, usages. L'origan est stimulant, stomachique et expectorant ; on l'emploie soit en infusion ou en décoction, dans la débilité de l'estomac, les catarrhes chroniques et particulièrement l'asthme humide ; les toux opiniâtres, la suppression des règles, les flatuosités ou vents. On s'en servait autrefois dans les obstructions des poumons, la jaunisse les pâles couleurs, les indigestions, les rapports aigres.

A l'extérieur, on a recommandé son application, en fomentation, contre les rhumatismes. Les habitants des campagnes hachent de l'origan nouvellement cueilli, l'échauffent en le remuant à sec dans une poële de fer sur le feu, et l'appliquent chaudement sur les parties atteintes de rhumatisme chronique, et sur le cou, dans les torticolis. Ce moyen réussit souvent : une plante aromatique quelconque produirait probablement le même effet ; mais l'origan étant très-commun, on s'en sert de préférence (Cazin).

PRÉPARATIONS, DOSES.

INFUSION (sommités fleuries), 5 à 30 grammes par litre d'eau.

INFUSION VINEUSE. 15 à 30 grammes par litre de vin, pour l'extérieur.

FOMENTATION CONTRE L'HYDROCÈLE. Sommités d'origan et de thym, de chacun deux poignées ; fleurs de romarin et de roses rouges, de chacune une demi-poignée ; faites bouillir le tout dans un litre et demi de vin ; ajoutez à la décoction 16 grammes d'esprit-de-vin, dont on fomentera les bourses.

## ORME.

Ormeau commun ou champêtre (famille des Urticées).

LIEUX. Cet arbre croît dans toute l'Europe ; il est généralement connu.

PROPRIÉTÉS, USAGES. Ray assure que la décoction de l'écorce intérieure des rameaux, faite jusqu'à ce qu'elle ait acquis consistance de sirop, en y ajoutant le tiers d'eau-de-vie, est très-bonne pour calmer la douleur sciatique. On en fait une fomentation chaude sur la partie douloureuse. Suivant Popius, le cataplasme fait avec l'écorce de cet arbre, cuite dans du vin, après l'avoir pilée, et appliqué chaudement sur la partie souffrante, est un remède merveilleux pour l'anévrisme. Il faut, dit cet auteur, l'y laisser jusqu'à ce que le cataplasme devienne sec.

## ORPIN.

Herbe à reprise, ou au charpentier (famille des Crassulacées).

Description. Tige droite ; feuilles épaisses d'un vert pâle ; fleurs rosacées.

Lieux. Cette plante croît dans les bois, les lieux incultes et ombragés ; elle fleurit en juin, juillet et août.

Propriétés, usages. L'orpin jouit d'une immense réputation populaire comme cicatrisant, infaillible pour la reprise des plaies. Les feuilles, soit fraîches, soit macérées dans de l'huile d'olive ou pilées, et appliquées sur les tumeurs, avancent la suppuration ; amorties sur la braise et écrasées ensuite, elles réussissent sur les panaris. La pommade d'orpin est employée sur les brûlures, les boutons, et surtout les hémorroïdes enflammées ; dans ce cas on les écrase, et on les fait cuire dans du beurre frais.

## ORTIE.

Ortie brûlante, grande ortie, ortie piquante (famille des Urticées).

Chacun connaît l'ortie ; ses piqûres cuisantes, son

peu d'éclat, et ses dehors rustiques la font repousser avec dédain.

Lieux. Les orties croissent dans les lieux incultes, dans les haies, contre les murailles

Propriétés, usages. Chomel a vanté la décoction ou l'infusion des feuilles de cette plante, comme un remède certain contre le crachement de sang et toutes les hémorrhagies.

Cazin dit avoir employé le suc ou jus d'ortie avec un succès presque constant, dans l'hémoptysie ou crachement de sang et surtout dans les pertes utérines.

Le suc d'ortie, dit Lieutaud, introduit dans le nez, arrête l'hémorrhagie.

L'urtication ou l'action de frapper une partie avec des orties vertes, a été mise en usage dans le traitement de plusieurs maladies : c'est ainsi que l'urtication a été recommandée contre le rhumatisme chronique, la paralysie, l'apoplexie, la léthargie, le choléra.

## PRÉPARATIONS, DOSES.

Infusion ou décoction (feuilles), 30 à 60 grammes par litre d'eau. Suc exprimé, 30 à 100 grammes.

Potion contre le crachement de sang. On prend du suc ou jus dépuré d'ortie 3 onces ; du sirop de consoude une demi-once ; on mêle le tout, pour une potion à répéter trois fois par jour.

Potion contre la pleurésie. Prenez : Ortie fraîche deux ou trois poignées ; pilez-la légèrement, et faites-la bouillir avec deux onces de bonne huile d'olive, et un verre de vin ; passez le tout avec expression et faites prendre au malade que vous tiendrez bien couvert ; appliquez le marc en cataplasme sur le côté douloureux, le plus chaudement qu'il sera possible.

## OSEILLE.

Oseille commune, surelle (famille des Polygonées).

Lieux. Cette plante que tout le monde connaît, croît naturellement dans les prés ; elle est cultivée dans les jardins potagers, et fleurit en juin et en juillet.

Propriétés, usages. L'oseille est tempérante, diurétique, antiscorbutique et laxative ; elle est fréquemment employée pour faire des bouillons rafraîchissants que l'on ordonne dans les fièvres bilieuses, les inflammations légères des organes digestifs, les embarras gastriques. On en fait également usage pour faciliter l'action des médicaments purgatifs. Une poignée d'oseille, dit le docteur Roques, bouillie dans deux litres d'eau avec un peu de beurre et quelques grains de sel, nous offre une boisson humectante pour la première période des maladies aiguës, surtout dans les fièvres bilieuses si l'on éprouve une chaleur vive, une soif ardente. Dans les dernières périodes ou dans le cours de ces mêmes fièvres, les bouillons préparés avec l'oseille, la laitue, les épinards, le cerfeuil, tiendront le ventre libre. Ces mêmes bouillons feront couler facilement les urines. Voilà ce que nous offre la médecine domestique dans sa simplicité, dans sa naïveté.

Toutes les plantes potagères telles que l'oseille, les épinards, la laitue, le pourpier, le pissenlit, le persil, conviennent dans les affections scorbutiques.

A l'extérieur les feuilles d'oseille cuites, sous forme de cataplasme, diminuent la chaleur des tumeurs flegmoneuses et les font dégénérer promptement en abcès.

Remède pour purifier le sang. Prenez : racine d'oseille, de fraisier, de pissenlit, de chicorée sauvage, de chacune huit grammes ; faites bouillir dans un litre et demi d'eau ; ajoutez : feuilles de bourrache, de buglosse, d'aigrémoine de chacune une demi-poignée ; passez ensuite par un linge avec légère expression.

Cette tisane sert avantageusement dans la cachexie, la jaunisse, les chaleurs d'entrailles, les constipations ; elle est conseillée aux personnes d'un tempérament sec, bilieux et échauffé.

Remède contre les flueurs blanches. Racine d'oseille, 32 grammes (une once) ; d'aigrémoine, une demi-poignée ; sommités fleuries d'ortie blanche une poignée ; faites bouillir le tout dans deux litres d'eau réduit à un litre, ajoutez 2 grammes de cannelle concassée, laissez reposer le tout pendant une heure sur les cendres chaudes. Le malade en prendra un verre de deux en deux heures.

## PAQUERETTE.

Petite marguerite (famille des Synanthérées).

Lieux. La petite marguerite se trouve dans la belle saison dans les prés, sur les pelouses, etc.

Propriétés, usages. Cette plante est un excellent vulnéraire : elle est mise en usage intérieurement en décoction, et appliquée extérieurement en cataplasme pour résoudre le sang coagulé à la suite de chutes. Le vin blanc dans lequel on fait macérer (infuser à froid) la petite marguerite fraîche, est employé pour dissiper les douleurs de tête, suite de chutes, de coups, de commotions au cerveau. Les marguerites pilées avec l'armoise et appliquées en cataplasme font fondre les tumeurs scrofuleuses.

Pour les plaies reçues à la poitrine, il est bon d'avaler aussitôt du jus de marguerites pilées.

Pour guérir les loupes, on les bassine soir et matin avec la décoction de marguerites sauvages faite dans du vin blanc, et l'on applique dessus, l'herbe le plus chaudement qu'on le peut souffrir.

## PARIÉTAIRE.

Perce-muraille, casse-pierre, herbe de muraille, herbe de Notre-Dame (famille des Urticées).

Description. Tige rameuse, rougeâtre et légèrement velue, feuilles rudes et d'un vert foncé, fleurs petites, verdâtres, et réunies dans les aisselles des feuilles.

Lieux. Cette plante croît entre les pierres des murailles, dans les décombres, le long des haies, elle fleurit pendant une partie de l'été.

Récolte. Elle se fait un peu avant la floraison. La plante doit être séchée promptement si on veut la conserver.

Propriétés, usages. La pariétaire est d'un emploi fréquent et populaire: on l'administre en infusion, pour augmenter la sécrétion de l'urine et guérir par là l'hydropisie. On s'en sert comme émolliente et diurétique dans la gravelle, la colique néphrétique, la rétention d'urine (Bossu). Les vieillards qui urinent avec difficulté, sont presque toujours soulagés en faisant usage de cette infusion. La décoction est employée en lavement contre la constipation. On prépare avec la plante entière des cataplasmes émollients qu'on peut appliquer sur le bas ventre dans les obstructions.

PRÉPARATIONS, DOSES.

INFUSION, 15 à 30 grammes par litre d'eau.

DÉCOCTION, même quantité pour lavements.

CATAPLASME CONTRE LA RÉTENTION D'URINE. Prenez de la pariétaire, vous la hachez, et vous ajoutez du beurre frais en suffisante quantité pour la faire cuire. Appliquez ce cataplasme sur le nombril. Il est bon de le faire un peu épais. S'il n'a pas d'effets au bout de deux heures on en remettra un deuxième.

FOMENTATION CONTRE LE SQUIRRE (tumeur dure sans douleur). Feuilles de pariétaire, de mauve, de violette, de laitue et d'oseille, de chacune une poignée; racine de patience, 150 grammes; fleurs de camomille et de mélilot, de chacune une pincée; graine de lin, 32 grammes : faites bouillir le tout dans un litre d'eau de fontaine, ajoutez ensuite un petit verre de vinaigre.

LAVEMENT CONTRE LA COLIQUE NÉPHRÉTIQUE. Feuilles de pariétaire et de bouillon blanc une demi-poignée, racine de guimauve et oignons de lis de chaque 32 grammes, graine de lin et deux figues grasses; faites bouillir le tout dans environ deux litres d'eau, passez, pour trois lavements.

## PATIENCE.

Patience commune, patience officinale, parelle des marais, oseille aquatique (famille des Polygonées).

DESCRIPTION. Tige rameuse et jaunâtre, feuilles très-grandes et allongées, fleurs petites et verdâtres.

LIEUX. Cette plante habite ordinairement les prairies, les lieux humides, le long des ruisseaux, dans les terrains incultes. La racine est presque la seule partie usitée de cette plante.

Récolte. On peut en toute saison récolter la racine de patience. Il est préférable de l'employer fraîche que sèche. Mais si l'on veut la conserver, il faut l'arracher à l'automne. On coupe la racine par rouelles et on la fend pour la faire sécher.

Propriétés, usages. La patience est réputée tonique, astringente, stomachique, dépurative et antiscorbutique. On administre la décoction de sa racine dans la débilité des voies digestives, la jaunisse, les pâles couleurs; elle convient aux tempéraments glaireux, elle détache les glaires de l'estomac et les fait évacuer par les urines et les sueurs. C'est comme dépurative que la patience a été le plus vantée; elle peut être utilement employée dans les maladies dartreuses, la teigne, la lèpre, la gale, les engorgements des viscères de l'abdomen. Buchan constate les bons effets de la décoction de patience dans le traitement du scorbut.

Les gens de la campagne mettent de la racine de patience dans presque toutes les tisanes, ils la regardent comme propre à purifier le sang.

### PRÉPARATIONS, DOSES.

Décoction (racine), 25 à 50 gr. par litre d'eau.

Tisane contre la jaunisse et les maladies de la peau. Faites bouillir dans un litre et demi d'eau 24 gr. de racine de patience coupée par morceaux; faites infuser dans cette décoction une demi-poignée de chicorée sauvage et 2 grammes de sulfate de soude. La dose est de 3 ou 4 verres tièdes par jour entre les repas.

Onguent pour la gale. Racines de patience bouillies dans du vinaigre jusqu'à ce qu'elles soient molles; écrasez-les et passez par un tamis pour en avoir 16 gr. de pulpe, mêlez le tout dans 16 gr. de graisse de porc et 16 gr. de soufre pulvérisé.

## PAVOT.

Pavot blanc, pavot des jardins, pavot somnifère (famille des Papavéracées).

Description. Tige haute d'environ 4 pieds, feuilles ondulées à dents inégales, fleurs pourpres, violettes, panachées ou blanches.

Lieux. Cette plante se cultive dans les jardins.

Récolte. Elle se fait avant la maturité parfaite des graines.

Propriétés, usages. L'infusion des têtes de pavot sèches miellées ou sucrées est calmante. M. Cazin la donne à la dose de 2 à 6 grammes pour un demi-litre d'eau qu'il augmente suivant les effets produits dans les toux nerveuses, les irritations des intestins, la diarrhée, les vomissements nerveux. Il faut être circonspect dans l'emploi des têtes de pavot, car elles sont plus ou moins chargées d'opium, suivant le terrain où elles ont été récoltées. Les têtes de pavot servent à faire des décoctions adoucissantes et calmantes dont on se sert en lotions, injections et lavements.

### PRÉPARATIONS, DOSES.

Lotions. Têtes de pavot brisées et privées de leurs graines 30 grammes, eau 1 litre; faites bouillir pendant deux heures les têtes de pavot et passez. Cette lotion s'emploie à chaud pour toutes les parties enflammées; elle trouve son application dans les irritations cuisantes de la peau, l'inflammation des parties génitales.

INJECTIONS. Deux têtes de pavot brisées et privées de leur semence, feuilles de morelle 4 grammes ; faites bouillir pendant une demi-heure dans un demi-litre d'eau. Les injections se font dans le vagin pour calmer les coliques utérines, les douleurs du cancer de la matrice.

LAVEMENT. Têtes de pavot concassées privées de leur graine 20 grammes, eau 1 demi-litre, versez l'eau bouillante sur le pavot, laissez infuser pendant deux heures, passez. Ce lavement convient dans les coliques d'intestins et les douleurs des entrailles ; s'il y a diarrhée on délaye dans le lavement 10 grammes d'amidon en poudre. Pour les enfants on n'emploie que 12 gr. de pavot dans la même quantité d'eau.

## PENSÉE SAUVAGE.

Violette tricolore, pensée tricolore (famille des Violariées).

DESCRIPTION. Tiges rameuses, feuilles ovales, cordées à la base, fleurs jaunes ou tachées de violet.

LIEUX. Cette plante est très-commune dans les champs et croît dans toute la France.

RÉCOLTE. Elle peut se faire pendant toute la belle saison. Il est préférable d'employer la plante verte que sèche.

PROPRIÉTÉS, USAGES. La pensée sauvage est regardée comme dépurative ; sa décoction est employée dans le traitement des maladies de la peau, telles que les dartres, la teigne, les scrofules, mais les maladies dans lesquelles la pensée sauvage produit des guérisons incontestables, sont plus particulièrement les croûtes de lait ou gourmes des enfants qui déparent si souvent leurs frais visages. L'action de cette plante ne se manifeste ordinairement qu'au bout de huit jours, on doit en continuer l'usage jusqu'à la chute des croûtes et jusqu'à ce que la peau soit nette et dégonflée.

PRÉPARATIONS, DOSES.

DÉCOCTION (plante verte ou sèche), une petite poignée pour un litre d'eau.

DÉCOCTION DANS LE LAIT. Une petite poignée pour 1 litre de lait. On jette les pensées dans le lait bouillant, on laisse pendant un quart d'heure ou une demi-heure, puis on passe. Ce lait est donné le matin et le soir. Pour agir efficacement la pensée sauvage doit être administrée pendant plusieurs semaines.

## PERSIL.

(Famille des Ombellifères.)

DESCRIPTION. Tige haute, ronde et rameuse; feuilles découpées, vertes, attachées à de longues queues; fleurs jaunâtres en parasols au sommet des tiges. Les personnes qui ne connaissent pas les plantes prennent quelquefois la *petite cigüë*, qui est un poison violent, pour du persil qui lui ressemble beaucoup, et parmi lequel elle se trouve souvent dans les jardins. La petite cigüë diffère du persil, en ce qu'elle n'est point odorante comme ce dernier, que sa racine est plus petite, et que ses feuilles sont d'un vert jaunâtre à leur surface supérieure. *Le faux persil* des jardins, qui est très vénéneux, peut être aussi confondu avec le persil auquel il ressemble beaucoup. On le reconnaît à ses feuilles qui sont d'un vert plus blanchâtre que celles du persil.

Lieux. Cette plante croît naturellement dans les lieux stériles du midi de la France; elle est cultivée dans les jardins. La racine, l'herbe et les graines sont usitées.

Récolte. Les feuilles, étant employées toujours vertes, se récoltent en toute saison. On arrache les racines au printemps ou à la fin de l'été pour les conserver. Les semences se récoltent à l'automne.

Propriétés, usages. La racine du persil fait partie des cinq racines apéritives. Son usage est recommandé en décoction dans les obstructions du foie, de la rate, des reins, la jaunisse, la cachexie, la suppression d'urine, l'hydropisie.

Les semences sont réputées carminatives et agissent à la manière de l'anis, du fenouil, de la coriandre. Rosenstein lui attribue la propriété d'expulser les poux en les employant sous forme d'onguent.

Les feuilles pilées sont appliquées sur les engorgements laiteux des mamelles, quand toutefois les engorgements ne sont pas inflammatoires. Les gens de la campagne appliquent les feuilles du persil froissées sur les contusions et les coupures. Dans le premier cas, elles peuvent être utiles comme résolutives, mais, dans le second, elles sont évidemment nuisibles par l'irritation qu'elles causent aux bords non réunis de la plaie, qu'il suffit dans tous les cas, de rapprocher et de maintenir en contact sans autre traitement (Cazin).

Le suc des feuilles a été employé contre l'ophthalmie ou inflammation du globe de l'œil. Dubois de Tournay s'en est servi dans les écoulements blennorrhagiques à la dose d'une cuillerée à soupe matin et soir. Cazin dit l'avoir employé avec succès dans le vin blanc contre les fleurs blanches et les engorgements des viscères du bas ventre.

PRÉPARATIONS, DOSES.

DÉCOCTION (racine fraîche ou sèche), 15 à 40 grammes par litre d'eau.

INFUSION (semences), 4 à 8 gr. par litre d'eau.

CATAPLASMES (feuilles pilées), comme résolutifs antilaiteux.

## PISSENLIT.

Dent de lion (famille des Synanthrées).

DESCRIPTION. Feuilles longues, découpées, se couchant à terre; fleurs jaunes d'une odeur assez agréable.

LIEUX. Cette plante, très-commune, croît dans les prairies, les lieux herbeux et incultes.

RÉCOLTE. On la fait avant la floraison pendant presque tout l'été, mais plus particulièrement au printemps.

PROPRIÉTÉS, USAGES. Le pissenlit est tonique, dépuratif et diurétique ; il partage les vertus de la chicorée sauvage et peut lui être préférable. On fait avec cette plante des tisanes amères qui purifient le sang, fortifient la membrane digestive, et raniment l'appétit. La décoction des feuilles et des racines est employée dans les débilités de l'estomac, la jaunisse, les maladies de la peau, le scorbut. On fait usage de la tisane faite avec les racines pour tempérer l'ardeur des urines ; elle convient dans les fièvres, la colique néphrétique et dans la gravelle.

Le jus de pissenlit mêlé avec celui de saponaire et de trèfle d'eau est un puissant remède contre les dartres invétérées.

Le pissenlit fournit, au printemps, une salade un peu amère, saine et très-appétissante ; c'est la salade du faucheur, du cultivateur ; on mange seulement les feuilles tendres et leurs jeunes pousses. On peut les faire cuire et les apprêter comme la chicorée. C'est une excellente nourriture pour les tempéraments bilieux et pour les personnes qui éprouvent des embarras intestinaux et qui ont perdu l'appétit (Roques).

### PRÉPARATIONS, DOSES.

DÉCOCTION. Une forte poignée de feuilles et de racine dans une suffisante quantité d'eau. On la fait plus légère quand on veut seulement réveiller l'action de l'estomac.

## PLANTAIN.

Grand plantain, plantain ordinaire (famille des Plantaginées).

DESCRIPTION. Tiges couvertes d'un poil blanc et mou; feuilles luisantes et larges ; fleurs d'un blanc sale ou jaune.

LIEUX. Cette plante est très-commune dans les prés, les champs, le long des chemins.

RÉCOLTE. Elle peut se faire pendant toute la belle saison.

PROPRIÉTÉS, USAGES. Le plantain est une plante célèbre dans l'antiquité ; les modernes la recommandent dans les flux intestinaux, les fleurs blanches, les fièvres intermittentes, l'ophthalmie ou inflammation des yeux, les hémorrhagies. L'eau de plantain est un remède populaire pour les maux d'yeux ; mais si l'on y ajoute un peu d'eau de rose et quelques gouttes de sulfate de zinc, on a un collyre que tout le monde peut faire et qui vaut autant que les collyres les plus vantés (Roques). M. Dubois a vanté l'application extérieure de la décoction des feuilles de plantain pour combattre les ulcères.

PRÉPARATIONS, DOSES.

DÉCOCTION (plante entière verte ou sèche), 30 à 60 gr. par litre d'eau pour lotion et collyres.

En INFUSION pour tisane.

GARGARISME CONTRE LE RELACHEMENT DE LA LUETTE. Feuilles de plantain et de roses de Provins, de chacune une demi-poignée ; sommités de ronces une poignée ; les faire cuire dans un litre d'eau de fontaine jusqu'à réduction de moitié ; faire dissoudre dans la décoction 32 gr. de sirop de guimauve.

## POIREAU.

(Famille des Liliacées.)

LIEUX. Le poireau est une plante potagère fort commune, qu'on cultive dans les jardins.

PROPRIÉTÉS, USAGES. Le poireau est apéritif, résolutif, calmant et adoucissant. Comme aliment, il est bon contre les irritations de poitrine. C'est un des plus souverains remèdes contre la pleurésie : on fait cuire sous la cendre dans une feuille de chou une ou deux poignées de blanc qu'on applique sur le côté, ou bien on le fricasse dans une poêle avec du bon vinaigre. Le bouillon aux poireaux et aux navets est bon pour l'extinction de voix et les faiblesses de poitrine. On prépare des lavements avec les feuilles dont on se sert dans les constipations et les douleurs de reins et d'entrailles par suite de fatigue. Quelques personnes s'en servent en cataplasme sur les tumeurs après l'avoir fait cuire sous la cendre dans une feuille de chou.

## POIRÉE OU BETTE.

Poirée blanche (famille des Chénopodées).

PROPRIÉTÉS, USAGES. Les feuilles de poirée sont émollientes, rafraîchissantes et un peu laxatives. On en fait des tisanes rafraîchissantes utiles dans les affections chroniques de poitrine, les irritations gastro-intestinales, les entérites, ou inflammations des intestins. On s'en sert dans le pansement des vésicatoires et des plaies superficielles. On prépare avec la racine de poirée dépouillée de son écorce, des suppositoires qu'on introduit dans le fondement pour lâcher le ventre des enfants. Les anciens ordonnaient de respirer par le nez, le jus de poirée pour détremper et dissoudre les mucosités qui s'y déposent et bouchent les conduits.

## POMME DE TERRE.

Morelle tubéreuse (famille des Solanees).

LIEUX. Cette plante est originaire du Pérou ; elle est cultivée dans toute l'Europe.

PROPRIÉTÉS, USAGES. Ce tubercule est le plus beau

présent que la nature ait fait à l'homme. La pomme de terre est émolliente, analeptique (propre à retablir les forces) et antiscorbutique. Roussel rapporte que le procédé le plus actif pour se traiter du scorbut, consiste à manger des pommes de terre crues. D'après le docteur Nauché, la décoction de l'espèce rouge avec la réglisse est excellente dans les catarrhes pulmonaires intestinaux ainsi que dans la gravelle. Cette décoction rend les urines limpides et produit un soulagement plus durable que les autres diurétiques. On fait avec la fécule des cataplasmes adoucissants qui doivent remplacer la farine de lin dans les maladies de la peau, les éruptions, les dartres, les gerçures, les rougeurs. Cette fécule est encore très-usitée à l'état sec ou de farine pour saupoudrer les excoriations de la peau chez les enfants et les femmes grosses (Bossu). On prépare avec la pomme de terre râpée des cataplasmes utiles dans les brûlures. Le suc exprimé de ce tubercule appliqué très-fréquemment sur du papier brouillard recouvrant la brûlure convient beaucoup mieux : cette application apaise la douleur.

Cazin a prescrit la décoction de tiges des feuilles et des fleurs dans la toux sèche, la coqueluche, la diarrhée avec irritation ; dans les nevralgies, les rhumatismes.

PRÉPARATIONS, DOSES.

Décoction (tige et feuilles), 30 à 100 gr. par litre d'eau.

Cataplasme (fécule), 60 gr. pour un demi-litre d'eau; mettez l'eau sur le feu et quand elle commencera à bouillir, versez-y brusquement la fécule que vous aurez délayée préalablement dans de l'eau froide ; faites jeter un ou deux bouillons et retirez du feu.

## POMMIER.

(Famille des Rosacées.)

Arbre précieux, que la nature a répandu partout pour le besoin de tous les plaisirs de l'homme.

PROPRIÉTÉS, USAGES. Les pommes qui sont les plus employées en médecine sont les pommes de reinette; elles sont humectantes, pectorales et apéritives. Elles sont fréquemment mises en usage en décoction dans les affections gastriques et pulmonaires; on fait souvent usage d'une sorte de limonade avec la reinette blanche contre la toux, l'enrouement, les maux de gorge, les phlegmasies pulmonaires, viscérales, rénales, les fièvres bilieuses et putrides (Cazin). Les pommes douces, appliquées sur les yeux en forme de cataplasme, sont très-utiles contre les douleurs des yeux à la suite d'un coup ou d'une blessure (Julia de Fontenelle). Le cidre de Normandie et de Bretagne est une boisson très-saine qui nourrit, humecte, rafraîchit et désaltère; il convient aux scorbutiques et aux hommes sujets à la gravelle, dont les urines charrient habituellement des matières sablonneuses (Roques).

SIROP DE POMMES. Râpez des pommes de reinette et laissez-les quelques heures en digestion, puis exprimez-en le suc que vous passez à travers un linge, mettez le suc ainsi exprimé dans un petit pot de terre sur le feu, ajoutez un poids égal de sucre blanc, et faites cuire le tout jusqu'à consistance de sirop, passez et mettez en bouteille. Ce sirop est cordial et pectoral.

## PRUNIER.

(Famille des Rosacées.)

Tout le monde connaît cet arbre et ses variétés, le fruit s'appelle prune. Les prunes de Damas sont celles dont on se sert en médecine ; lorsqu'elles sont séchées elles prennent le nom de pruneaux. Les pruneaux constituent un aliment léger, agréable, qui a l'avantage de rendre le ventre libre lorsqu'on les mange cuits. Le jus de pruneaux, c'est-à-dire l'eau dans laquelle on les fait cuire, est purgatif pour certaines personnes.

On fait cuire des pruneaux avec du séné (8 à 12 grammes) enfermé dans un nouet de linge, pour avoir un léger purgatif que l'on prend par précaution ; il convient surtout aux personnes irritables, aux enfants, aux femmes, et dans les irritations des intestins.

## PULMONAIRE.

Herbe de cœur, herbe aux poumons (famille des Borraginées).

Description. Tige velue, feuilles larges, rudes, hérissées de poils courts, marquées de taches blanchâtres, fleurs violettes ou bleues, réunies au sommet de la tige.

Lieux. Cette plante croît dans les bois, dans les prairies où elle fleurit dans les premiers jours du printemps. On la cultive dans les jardins.

Récolte. Elle doit être faite au moment de la floraison.

Propriétés, usages. La pulmonaire est employée en infusion, en décoction, dans le catarrhe pulmonaire, la phthisie, le crachement de sang et autres affections du poumon et de la poitrine.

M. Cazin dit que les habitants de la campagne composent, avec la pulmonaire, le chou rouge, quelques oignons blancs, du mou de veau et suffisante quantité de sucre candi, un bouillon qu'il a lui-même employé avec beaucoup de succès, dans les affections de poitrine, surtout quand elles sont accompagnées de fièvre, de difficulté d'expectorer, d'irritations bronchiques, de douleur, etc.

PRÉPARATIONS, DOSES.

INFUSION OU DÉCOCTION ( fleurs ou feuilles vertes ), 30 à 50 grammes par litre d'eau.

REMÈDE CONTRE LES IRRITATIONS DE POITRINE, LA TOUX, LA PHTHISIE. Prenez : un mou de veau, des feuilles de pulmonaire, de chou rouge, de chacune une poignée; une douzaine de petits navets; faites bouillir le tout dans trois pintes d'eau ; passez ensuite par un linge avec une légère expression et partagez en quatre doses, à prendre en deux jours, une le matin à jeun, l'autre le soir, en continuant pendant quinze jours.

## QUINTEFEUILLE.

Potentille rampante, pipeau (famille des Rosacées).

DESCRIPTION. Tiges très-longues et rampantes; feuilles ovales, dentelées, un peu velues en dessous; fleurs jaunes, parfois blanches.

LIEUX. Cette plante croît dans les champs, au bord des chemins, dans les pâturages, les fossés.

RÉCOLTE. Elle doit se faire en automne si l'on veut conserver les racines.

**Propriétés, usages.** La racine de quintefeuille est astringente et vulnéraire; elle convient comme astringent, dans les diarrhées et les dyssenteries, lorsqu'il y a absence d'irritation et d'inflammation (Cazin). On l'emploie, en tisane, dans les flux atoniques ou sanguins; en gargarisme dans les maux de gorge, les ulcérations de la bouche (Bossu).

Chomel assure que la racine de cette plante lui a réussi, comme fébrifuge, dans le cas où l'ipécacuanha lui a manqué : il la donnait à la dose d'une once dans deux pintes de vin réduites à une pinte. Hippocrate indiquait la quintefeuille comme propre à guérir les fièvres intermittentes.

Cette plante, dit Hodart, trop négligée de nos jours, parce qu'elle n'a pas le mérite d'être étrangère, peut rendre de grands services dans les hémorrhagies passives.

PRÉPARATION, DOSE.

**Décoction** (racine), 50 grammes par litre d'eau.

## RAIFORT SAUVAGE.

Grand raifort, cochléaria de Bretagne, moutarde des capucins, rave sauvage (famille des Crucifères).

**Description.** Grandes feuilles longues, larges et pointues, d'un beau vert; tige droite, et creuse; fleurs à quatre feuilles blanches disposées en croix; racine longue, grosse et rampante d'un goût âcre et piquant.

**Lieux.** Le raifort croît ordinairement dans les fossés, au bord des ruisseaux, principalement en Bretagne. On le cultive dans les jardins.

Récolte. Ce n'est qu'après la floraison qu'il convient de se procurer la racine.

Propriétés, usages. La racine de raifort est diurétique, elle passe pour un des premiers antiscorbutiques connus.

Rayer l'emploie dans l'hydropisie, Cullen dans le rhumatisme, Lauzoin dans l'enrouement chronique, Brenneke dans l'aménorrhée et la leucorrhée.

PEÉPARATIONS, DOSES.

Infusion (racine), 15 à 30 grammes par litre d'eau.

Suc, 15 à 30 grammes dans du vin comme antiscorbutique.

Sirop, 15 à 60 grammes en potion dans l'enrouement et l'extinction de voix

Macération (racine), 8 à 16 grammes pour un demi-litre de vin blanc.

Vin antiscorbutique. Prenez : racines de raifort sauvage, de pimprenelle blanche, d'aunée, de valériane, de chaque 3 onces; racine de bardane 5 onces; feuilles de cresson, de cochléaria, de fumeterre, d'absinthe, de chaque deux poignées; versez sur le tout douze litres de bon vin rouge bouillant; laissez infuser pendant douze heures; passez le tout à froid. On conserve ce vin à la cave pour l'usage dans des bouteilles bien bouchées. La dose est de deux petits verres par jour, un le matin, l'autre le soir. On continue ce remède pendant six semaines.

Apozène contre le scorbut. Racines de raifort, d'aunée, de chacune une demi-once; faites bouillir légèrement ces racines dans un litre et demi d'eau; ajoutez ensuite, cochléaria, trèfle d'eau, cresson de fontaine, de chacun une poignée; laissez infuser dans la décoction ci-dessus jusqu'à ce qu'elle soit presque refroidie; passez le tout et ajoutez-y une once de sirop antiscorbutique. La dose est de quatre verres par jour, que l'on continuera pendant huit jours, après quoi on fera usage de vin antiscorbutique.

## RÉGLISSE.

Bois doux (famille des Légumineuses.)

DESCRIPTION. Tige dressée, de la hauteur d'un mètre; feuilles d'un vert luisant; fleurs violettes, disposées en grappes.

LIEUX. Cet arbrisseau croît généralement en Bourgogne et dans les départements du midi de la France. Il fleurit en juillet et août.

RÉCOLTE. La racine de réglisse se récolte au printemps ou à l'automne, mais pas avant la troisième année. On la fait sécher au soleil ou au grenier.

PROPRIÉTÉS, USAGES. La racine de réglisse a des propriétés rafraîchissantes, pectorales, adoucissantes et diurétiques. On l'emploie vulgairement dans les rhumes, les maladies inflammatoires, la néphrite (ou inflammation des reins), la strangurie (ou envie fréquente et involontaire d'uriner). On s'en sert contre les aphthes ou petits ulcères de la bouche, l'angine, la diarrhée, la toux. On s'en sert également pour faciliter l'expectoration et humecter la poitrine et les poumons. L'infusion des racines de réglisse est une boisson populaire en usage pendant les chaleurs de l'été.

### PRÉPARATIONS, DOSES.

INFUSION A FROID (racines), 10 à 20 grammes par

litre d'eau. Il est utile d'enlever l'écorce qui donnerait de l'amertume. Il faut au moins six heures de macération dans l'eau froide.

INFUSION A CHAUD (racine), même quantité. La tisane a une saveur plus forte qui devient âcre si on la fait bouillir trop longtemps.

EXTRAIT DE RÉGLISSE. Suc ou jus de réglisse, jus noir; il s'emploie dans le catarrhe, calme la toux et facilite l'expectoration.

PATE DE RÉGLISSE. Elle se fait avec l'infusion de cette plante, la gomme arabique et le sucre; on s'en sert dans les mêmes cas que l'extrait.

SIROP POUR LE RHUME ET LA FLUXION DE POITRINE. Prenez : 64 grammes (2 onces) de réglisse, quatre racines de guimauve, une pincée de fleurs de coquelicot et quatre ou cinq figues grasses; faites bouillir le tout dans environ un litre d'eau jusqu'à réduction de moitié; passez la liqueur avec expression; ajoutez 70 grammes de sucre candi concassé, remuez et faites bouillir quelques instants. On prend une cuillerée de ce sirop de demi-heure en demi-heure.

## RENOUÉE.

Herbe à cent nœuds, centinode, traînasse, langue de passereau sanguinaire (famille des Polygonées).

DESCRIPTION. Tiges déliées, ayant beaucoup de nœuds, rampantes et couchées sur la terre; feuilles vertes, pointues, attachées à des queues fort courtes; fleurs blanchâtres et rougeâtres.

LIEUX. Cette fleur se trouve partout, dans les

champs, dans les lieux incultes, le long des chemins.

PROPRIÉTÉS, USAGES. La renouée est un astringent doux, dont l'usage interne en décoction a été recommandé dans les diarrhées et les dyssenteries. M. Levrat Perron cite trois cas de diarrhées qui, après avoir résisté à l'eau de riz, aux fécules et au laudanum, cédèrent à une forte décoction de renouée sucrée. Les anciens employaient cette plante dans le crachement et vomissement de sang. On cite une hémorrhagie du nez, rebelle aux plus forts remèdes, guérie avec de la renouée bouillie dans l'eau et appliquée sous les aisselles.

## RHUBARBE.

Rhubarbe officinale (famille des Polygonées).

DESCRIPTION. Tige droite, feuilles très-amples; fleurs d'un blanc jaunâtre.

LIEUX. On cultive dans les jardins cette belle plante originaire de Chine, où elle croît spontanément le long des murailles.

PROPRIÉTÉS, USAGES. La rhubarbe est à la fois tonique et purgative : comme tonique, on l'emploie spécialement pour exciter le ton de l'estomac et favoriser la digestion; comme purgatif, elle peut convenir dans certains embarras intestinaux; elle a été préconisée contre la dyssenterie et la diarrhée (*Flore médicale*). La racine employée en décoction, provoque la sécrétion (séparation) de la bile; on la conseille aux personnes affectées d'hémorroïdes, aux femmes, aux enfants, en général aux personnes impressionnables (Hoeffer).

Le docteur Roques fait observer que, comme remède

stomachique, la rhubarbe ne convient point dans les maladies qui affectent les organes digestifs, aux personnes qui sont tourmentées par une chaleur vive et habituelle des entrailles; mais cette plante agira d'une manière admirable si le canal alimentaire est frappé d'atonie (faiblesse), si l'on éprouve des langueurs d'estomac, des flatuosités (vents), de l'inappétence (manque d'appétit).

### PRÉPARATIONS, DOSES.

Infusion (racine), 15 à 30 grammes par litre d'eau.

Vin de rhubarbe. Prenez : rhubarbe concassée, 8 grammes; cannelle de Ceylan, 2 grammes; vin blanc, un litre; faites infuser à froid pendant huit jours; passez et ajoutez à la liqueur 40 grammes de sucre blanc. Ce vin est un doux et agréable stimulant qu'on donne par cuillerées aux jeunes filles affectées des pâles couleurs et qui sont faibles et languissantes; il ranime les fonctions digestives et utérines.

Sirop de rhubarbe. Rhubarbe coupée par morceaux, une demi-livre: tartre soluble, 12 grammes; versez dessus trois ou quatre litres d'eau bouillante; laissez infuser pendant 12 heures; après cela faites bouillir légèrement ; passez la décoction, ajoutez trois livres de sucre blanc, puis faites cuire en consistance de sirop.

Ce sirop, dit Lemery, a beaucoup de rapports, par ses effets, avec le sirop de chicorée, il purge la bile ; il est bon dans le cours de ventre. On le donne pour les vers.

La dose est depuis 8 grammes jusqu'à 30 grammes.

## ROMARIN.

Encencier, herbe-aux-couronnes (famille des Labiées).

DESCRIPTION. Rameaux garnis de nombreuses feuilles, dures, étroites et vertes en dessous, cotonneuses en dessus, roulées sur les bords ; fleurs disposées en grappes serrées à l'aisselle des feuilles.

LIEUX. Le romarin habite les collines pierreuses de la Provence ; on le cultive dans les jardins et il se propage de boutures et de marcottes.

RÉCOLTE. On récolte les feuilles en tous temps, parce qu'elles sont toujours vertes ; les fleurs et les sommités fleuries se cueillent un peu avant leur entier épanouissement.

PROPRIÉTÉS, USAGES. Le romarin est aromatique et stimulant. Son infusion fait éprouver un léger sentiment de chaleur à l'estomac et y exerce une action prompte et vive qui se transmet bientôt aux différents appareils de l'économie animale ; elle augmente l'action du cœur et provoque la transpiration et la sueur. On ne doit pas en faire usage dans les maladies inflammatoires (*Flore médicale*). L'infusion de romarin stimule vivement la membrane digestive, provoque l'appétit, ranime les fonctions de l'estomac (Roques). On l'a vantée dans l'asthme, les catarrhes chroniques, les vomissements nerveux, les flueurs blanches ; dans l'apoplexie, l'épilepsie (haut mal), les vertiges et autres affections de la tête et du système nerveux ; dans les faiblesses générales et de la vue en particulier, les idées tristes et paresseuses, la migraine. On peut l'employer avec avantage, comme stimulant, dans les dyspepsies (habitude de mauvaises digestions) indépendantes de toute inflammation; dans la jaunisse, les scrofules, les affections nerveuses hystériques.

La décoction de cette plante est bonne contre la paralysie. On en prépare des bains fortifiants pour les enfants.

A l'extérieur le vin de romarin est un remède précieux pour limiter la gangrène, résoudre les humeurs froides et fortifier les jointures et les nerfs.

PRÉPARATIONS, DOSES.

INFUSION (fleurs), 1 ou 2 pincées par litre d'eau en tisane.

INFUSION (feuilles), 10 à 20 gr. par litre d'eau en lotions, bains, fomentations sur les parties où la vie est affaiblie, frictions sur les parties paralysées.

VIN AROMATIQUE. Romarin, thym, sauge, tanaisie, de chacun une poignée; vin blanc deux litres; faites infuser à froid pendant quatre jours dans un vase bien clos, et filtrez.

Ce vin est à la fois tonique et stimulant, et propre à combattre la faiblesse générale, la paralysie, le rachitisme. On le prend par cuillerée, pur ou mêlé avec une petite tasse d'infusion amère; il est utile à l'extérieur, en fomentation, pour dissiper l'enflure qui vient aux plaies.

REMÈDE SOUVERAIN POUR LES MAUX DE DENTS, LEUR CONSERVATION ET POUR FORTIFIER LES GENCIVES. Prenez: romarin, cochléaria, sauge, de chacun 60 gr. en herbe fraîche, hachée; mettez le tout dans une cruche avec un litre d'eau-de-vie de Cognac; bouchez bien cette cruche et laissez infuser pendant un mois; agitez ce mélange de temps en temps, et passez. Quand on aura mal aux dents, il faut se laver la bouche avec cette liqueur pure et la garder le plus longtemps possible.

Bains aromatiques contre les rhumatismes articulaires des mains, des pieds et des genoux. Prenez : romarin, sauge, absinthe, fleurs de sureau, de chacun une bonne poignée que vous faites bouillir dans un petit chaudron pendant environ une demi-heure ; avant de l'enlever du feu jetez-y une poignée de sel de cuisine, et remuez un peu pour le faire parfaitement dissoudre ; tirez du feu et laissez tiédir ; plongez alors la partie rhumatisée dans le chaudron ou autre vase plus commode. Avec un linge bassinez les parties voisines du membre affecté de rhumatisme en maintenant le bain toujours tiède. Le même bain peut servir plusieurs fois.

## RONCE.

Ronce des haies, mûrier sauvage, ronce à fruit noir, mûres de renard ou de buisson (famille des Rosacées).

Description. Tiges garnies d'épines ; fleurs rosées ou blanchâtres.

Lieux. Cet arbrisseau est très-commun dans les haies, dans les buissons, le long des chemins. Le fruit ressemble à celui du mûrier, mais il est beaucoup plus petit.

Propriétés, usages. Les feuilles de ronce sont douées de propriétés astringentes. Leur décoction en gargarisme, auquel on ajoute un peu de miel rosat, constitue le remède banal du peuple pour guérir les maux de gorge, les irritations de la bouche, l'engorgement et le ramollissement des gencives. On emploie cette décoction, sous forme de tisane, dans les flueurs blanches, la diarrhée, la dyssenterie, mais alors on se gardera bien de mettre du miel qui a déjà des propriétés relâchantes.

Les fruits sont rafraîchissants et tempérants.

PRÉPARATIONS, DOSES.

Décoction (feuilles), 15 à 30 grammes par litre d'eau.

Cataplasme contre l'esquinancie. Feuilles de ronce, de plantain, de chaque une poignée; fleurs de sureau une forte pincée; faites infuser le tout dans un litre d'eau et appliquez chaudement autour du cou.

Sirop. On écrasera des mûres et on laissera digérer à froid pendant 7 à 8 heures, puis on en exprimera le jus à travers un linge; on mêlera ce jus avec un égal poids de sucre fin et on fera cuire ce mélange en sirop. Il est très-utile dans les maux de gorge. On le mêle dans les gargarismes.

Les anciens faisaient grand cas de ce sirop pour l'ardeur des urines.

## ROSIER.

Rose rouge ou de Provins, rosier de France (famille des Rosacées).

Description. Tiges rameuses; feuilles chargées de poils courts à la face inférieure; fleurs d'un beau rouge pourpre.

Lieux. Cet arbrisseau cultivé dans les jardins, croît naturellement dans les provinces du midi de la France.

Récolte. Elle se fait au mois de juin quand elles sont encore en boutons; car épanouies, les roses rouges ont moins de propriétés. Leur astringence est beaucoup plus développée lorsque leur dessiccation a été opérée rapidement que lorsqu'elles sont desséchées lentement. On les conserve à l'abri du contact de l'air, dans un lieu sec et renfermées dans des boites.

PROPRIÉTÉS, USAGES. La rose rouge est astringente, amère, tonique ; son infusion convient dans les catarrhes, l'ophthalmie, les diarrhées chroniques, les leucorrhées (flueurs blanches), la débilité de l'estomac, les vomissements, les hémorrhagies. Poterius attribue à ses fleurs des propriétés purgatives.

L'infusion et le vin de roses rouges, le miel et le vinaigre rosats, s'emploient en lotions, injections, gargarismes, collyres, comme astringents, toniques, résolutifs (Cazin).

PRÉPARATIONS, DOSES.

INFUSION (pétales des fleurs), 8 à 15 grammes par litre d'eau en tisane ; 15 à 70 gr., par même quantité d'eau, pour injections, lotions, collyres.

INFUSION VINEUSE. Pour fomentations, injections et pansement des plaies et des ulcères blafards.

SIROP DE ROSES ROUGES. Fleurs de roses 60 grammes ; eau bouillante deux litres ; sirop de sucre 1 kilog. Après vingt-quatre heures d'infusion on passe avec expression. On mêle la liqueur avec le sirop de sucre et l'on fait bouillir jusqu'à consistance de sirop. Il est astringent et fortifiant ; on l'emploie dans les diarrhées, les vomissements de sang.

## ROSIER A CENT FEUILLES.

(Famille des Rosacées.)

Le rosier à cent feuilles est cultivé dans les jardins.

PROPRIÉTÉS, USAGES. Tout ce qui a été dit de la rose

de Provins s'applique à la rose à cent feuilles ; seulement ses propriétés sont plus faibles ; elle est propre pour les maladies des yeux ; on la mêle avec les feuilles de plantain dans les collyres. On prépare une eau distillée très-employée contre l'inflammation des paupières.

Roques a remplacé les purgatifs ordinaires par une infusion de 10 à 15 pétales de rose dans une tasse d'eau bouillante. Cette infusion sucrée produit plusieurs gardes-robes sans fatigue et sans colique. Le petit lait aux feuilles de rose est un remède doux et agréable conseillé aux personnes qui éprouvent une sorte de spasme viscéral, accompagné de constipation, d'étouffements, de feux au visage.

Infusion (fleurs), une pincée dans deux tasses de petit lait, qu'on sucre légèrement et qu'on prend tous les matins à jeun, en deux doses, pendant plusieurs jours.

## RUE.

Rue commune, rue des jardins (famille des Rutacées).

Description. Tige rameuse ; feuilles un peu épaisses et charnues ; fleurs jaunes. Toute la plante a une odeur fort désagréable.

Lieux. Cette plante croît naturellement dans les départements du midi de la France ; on la cultive dans presque tous les jardins.

Propriétés, usages. Les anciens et les modernes ont employé la rue comme un emménagogue très-puissant.

A l'extérieur son usage est très-multiplié. En décoction ou en infusion on l'injecte dans les fosses nasales contre l'ozène ou ulcères putrides du nez. On s'en sert sous forme de gargarisme, dans le traitement des ulcères fétides des gencives. On l'administre en lavement dans les affections vermineuses. La poudre ou la décoction de cette plante tue les poux. L'huile dans laquelle on a fait infuser de la rue, peut détruire l'insecte de la gale. On s'est servi avec quelque succès, de l'introduction du suc ou jus de rue plus ou moins étendu d'eau, dans le conduit auditif, pour remédier à des surdités atoniques et nerveuses.

### PRÉPARATIONS, DOSES.

Iufusion, 10 à 30 grammes par litre d'eau pour lotions, fomentations et injections.

Lavement très-efficace contre les hernies étranglées et les coliques de miséréré. On fait infuser pendant deux heures une forte poignée de rue fraîche et pilée dans un demi-litre de décoction de feuilles de mauve, de mélilot et de camomille ; on passe avec expression et on y fait fondre 15 grammes de sel ammoniac et on ajoute 60 grammes d'huile de noix et autant de miel mercuriel, pour deux lavements à prendre à deux heures de distance.

Remède contre la rage. Prenez : rue, sauge, marguerites sauvages ou pâquerettes, feuilles, fleurs et racine, racine d'églantier, petite centaurée, armoise, absinthe, mélisse, de chacune une pincée ; pilez le tout avec cinq ou six bulbes d'ail de la grosseur d'une noisette ; il faut commencer par piler l'églantier. L'on applique ce cataplasme sur la plaie. Comme tout le marc n'est pas employé pour un seul cataplasme, jetez dessus un verre de vin blanc, mêlez le tout, puis passez la liqueur par un linge avec expression et faites-la prendre au malade à jeun pour empêcher le venin de gagner le cœur, ou le faire sortir. Il ne faut prendre de nourriture que trois heures après ce breuvage. Il est utile de réitérer le cataplasme et prendre la potion, pendant neuf jours consécutifs. On doit commencer par racler la plaie ; on la lave ensuite avec de l'eau et du vin tiède dans lesquels on aura fait dissoudre une pincée de sel.

## SAPONAIRE.

Savonnière, herbe à foulon (famille des Caryophyllées).

Description. Tige ronde portant des nœuds ; feuilles ovales terminées en pointes arrondies ; fleurs blanchâtres ou rougeâtres en forme d'œillet, à l'extrémité des tiges et des rameaux.

Lieux. Cette jolie plante croît par touffes, pendant tout l'été, dans les haies, les fossés, sur le bord des ruisseaux ; elle est cultivée dans les jardins.

Récolte. Les sommités fleuries se recueillent au mois de juin et de juillet, et les racines en septembre.

Propriétés, usages. La saponaire est tonique et apéritive, la tige, les feuilles et les fleurs sont employées, en décoction, comme léger tonique dans la débilité de l'estomac, et des organes digestifs, les pâles couleurs ; comme sudorifique et dépuratif dans les maladies de la peau, les dartres anciennes, les rhumatismes, la goutte ; comme apéritif fondant dans la jaunisse, les obstructions du foie et de la rate (Bossu). Bergius et Alibert reconnaissent à la saponaire, la propriété de guérir la syphilis, sans le secours d'aucun autre remède. Bourgeois en faisait usage dans l'hystérie. Perylde lui accordait une grande confiance dans le traitement de la cachexie.

A l'extérieur on se sert de la décoction de saponaire, en fomentations, pour guérir les tumeurs, les dartres, la gratelle et autres démangeaisons.

PRÉPARATIONS, DOSES.

DÉCOCTION (sommités fleuries), 25 à 50 grammes par litre d'eau.

DÉCOCTION (racine), mêmes quantités.

## SAUGE.

Thé de France, petite sauge, sauge franche (famille des Labiées).

DESCRIPTION. Tige rameuse, velue, d'un vert blanchâtre; feuilles crénelées, épaisses et cotonneuses; fleurs d'un bleu rougeâtre, naissant, en forme d'épi, au sommet de la tige.

LIEUX. Ce petit arbrisseau croît sur les coteaux des départements du midi de la France ; il est cultivé dans les jardins. On en compte de deux espèces, la petite sauge et la grande sauge qui ne diffèrent entre elles que par la largeur des feuilles.

RÉCOLTE. Elle se fait, pour les sommités fleuries, au moment de la floraison, et pour les feuilles, avant la pousse des tiges.

PROPRIÉTÉS, USAGES. La sauge est aromatique, tonique, vulnéraire, stomachique et diurétique. On l'emploie, en infusion, pour réveiller l'appétit, aider l'estomac dans ses fonctions digestives, favoriser la menstruation, accélérer la circulation générale, exciter la sécrétion urinaire et modifier le système nerveux. On s'en sert dans les faiblesses d'estomac, les indigestions, les vents, les coliques, les catarrhes pulmonaires, pour le cas de suppression de la transpiration, les tremblements des membres, les vertiges, la paralysie, l'apoplexie et autres affections du cerveau ; dans le rhumatisme chronique, la goutte. La sauge était considérée comme un agent préservatif des maladies putrides et infectueuses ; elle peut, en effet, être employée utilement dans les affections typhoïdes à forme muqueuse.

M. Cazin assure que l'infusion de sauge, administrée à froid, lui a réussi pour diminuer les sueurs nocturnes ; il l'a aussi administrée avec succès, adoucie avec du sirop de coing, dans les diarrhées abondantes des enfants à la mamelle.

A l'extérieur, la sauge n'est pas moins précieuse : l'infusion dans le vin convient dans les engorgements articulaires, suites d'entorses ; en gargarisme avec le cochléaria et une certaine quantité de miel, pour déterger les ulcères de la bouche et favoriser la résolution des gencives engorgées et enflées. Toussaux et Pidoux disent avoir vu plusieurs fois les ulcères des jambes se fermer, se couvrir d'un tissu cutané nouveau, par l'application de compresses imbibées dans du vin cuit avec cette plante et du miel.

### PRÉPARATIONS, DOSES.

Infusion (fleurs et feuilles), 12 à 25 gr. par litre d'eau.

Décoction (feuilles), 15 à 30 gr. par litre d'eau pour lotions, fomentations, gargarismes toniques.

Vin de sauge. Feuilles de sauge 30 grammes ; faites infuser à une douce température dans un litre d'eau et autant de vin blanc ou rouge de bonne qualité. Après 12 heures d'infusion, passez la liqueur. On en fait usage à la dose de 5 à 6 cuillerées pour arrêter les sueurs nocturnes. On donne deux verres de ce vin une ou deux heures avant l'accès des fièvres intermittentes.

## SAULE BLANC.

Saux blanc, osier blanc (famille des Salicinées).

Lieux. Le saule blanc est un arbre très-commun le long des routes, près des villages, au bord des ruisseaux, dans les terrains humides.

Propriétés, usages. L'écorce de saule est un médicament assez énergique et qui pourrait remplacer avec avantage le quinquina (Richard). On l'emploie contre les fièvres intermittentes avec succès. Comme tonique, elle est très-utile dans l'atonie du tube digestif, les névroses, les hémorrhagies passives, les flueurs blanches. On la donne aussi comme vermifuge; on en fait des toniques contre la faiblesse des enfants. L'écorce de saule doit être considérée comme l'un des toniques indigènes les plus énergiques (Cazin). Les auteurs anciens ont recommandé la décoction des feuilles pour le crachement de sang et en lavement pour la dyssenterie. On a prétendu que la cendre de l'écorce de saule, mêlée avec de fort vinaigre, est bonne pour les cors aux pieds et les verrues (poireaux).

### PRÉPARATIONS, DOSES.

Décoction (écorce), 30 à 60 grammes par litre d'eau.

Poudre (de l'écorce), 10 à 30 grammes dans du vin ou de la bière.

VIN FÉBRIFUGE. Prenez deux litres de bon vin rouge, faites-le bouillir, et après quelques bouillons, mettez-y 30 grammes d'écorce de saule, 10 grammes d'écorce de frêne, 10 grammes de petite centaurée ; laissez refroidir pendant une nuit, passez et mettez en bouteille pour le besoin.

## SCABIEUSE.

Mors du diable. herbe au charbon (famille des Dippacées).

DESCRIPTION. Tige garnie de poils s'élevant à la hauteur de deux pieds, et garnie de feuilles plus petites que celles d'en bas. Les feuilles qui sortent de la racine sont longues, larges et découpées ; fleurs bleues en bouquet rond.

LIEUX. C'est dans les champs, dans les prés, les bois, et sur le bord des chemins que croît naturellement la scabieuse.

RÉCOLTE. Elle se fait en juin et juillet.

PROPRIÉTÉS, USAGES. La scabieuse est pectorale, sudorifique et dépurative; elle a été préconisée dans les maladies de la peau, et particulièrement contre la gale, les dartres, la teigne. Elle a été recommandée dans l'asthme et les catarrhes chroniques. Cette plante, pilée seule ou avec autant de sel, ou bien infusée dans de l'urine, appliquée sur un charbon, le fait disparaître promptement.

Simon Pauli l'a recommandée en gargarisme pour l'inflammation du gosier, les ulcères vénériens de la gorge et des gencives.

Chomel assure que la décoction de la racine et des

feuilles, mise en usage pendant six mois de suite, fortifie l'estomac, facilite les digestions et ranime la circulation.

### PRÉPARATIONS, DOSES.

INFUSION, 30 à 60 grammes par litre d'eau.

DÉCOCTION (racine et feuilles), une petite poignée dans trois demi-setiers d'eau réduits à une chopine. Pour la gale et autres maladies de la peau, on fait boire cette décoction et l'on frotte le mal avec le jus de la plante, soit seul, soit mêlé avec de l'huile ou de l'onguent.

SIROP. On prépare avec le suc exprimé de la plante fraîche, un sirop dont Geoffroy vante la propriété antidartreuse. Il faut en même temps bassiner les parties affectées de dartres avec la décoction de la plante. On ajoute à deux livres de cette décoction, environ une demi-once d'eau-de-vie camphrée.

## SCEAU DE SALOMON.

Muguet anguleux, genouillet, signet (famille des Asparaginées).

DESCRIPTION. Tige anguleuse, mince, arquée dans la partie supérieure ; feuilles ovales en forme de lance ; fleurs blanches un peu verdâtres.

LIEUX. Cette plante croît dans les bois, le long des haies, dans les lieux ombragés, où elle fleurit au printemps.

RÉCOLTE. Elle se fait au mois d'avril et au plus tard au mois de mai ; sa racine qui est vivace, peut se récolter avant le printemps.

Propriétés, usages. La racine pilée ou cuite s'applique en cataplasme sur les contusions et les ecchymoses. Dans quelques campagnes, on regarde comme infaillible pour guérir les panaris, la préparation suivante : racine de sceau de Salomon 60 grammes, saindoux 60 grammes, eau commune un verre. On fait cuire jusqu'à ce que la racine puisse s'écraser facilement, puis on fait prendre au doigt malade un bain d'un quart d'heure, et l'on applique ensuite la racine en cataplasme. On renouvelle chaque jour ce remède (Cazin). On a employé avec avantage les feuilles pilées contre la piqûre des vipères. Chomel dit avoir guéri les descentes chez les enfants, en appliquant la plante pilée sur la hernie, et en leur administrant pendant quinze jours, des infusions faites avec 30 grammes de la racine de cette plante dans un demi-litre de vin blanc.

## SCROFULAIRE.

Grande scrofulaire, scrofulaire noueuse, herbe aux hémorroïdes (famille des Scrofulariées).

Description. Tige droite, carrée et rameuse ; feuilles dentées en scie; fleurs petites d'un brun rougeâtre, formant au sommet des tiges des espèces de grappes; racine noueuse.

Lieux. Cette plante croît dans les lieux ombragés, humides, dans les taillis.

Récolte. On récolte cette plante un peu avant la floraison et on arrache les racines au printemps ou à l'automne pour les faire sécher.

Propriétés, usages. Les racines de scrofulaire étaient employées par les anciens contre les hémorroïdes, les scrofules, les écrouelles. On applique les feuilles écrasées en cataplasmes sur les tumeurs scrofuleuses. Les racines pilées avec du beurre frais ont été indiquées par Chomel, pour le traitement de la gale et des hémorroïdes.

La scrofulaire aquatique que l'on trouve dans les lieux humides, les fossés aquatiques possède une propriété vulnéraire spéciale qui la fait recommander pour la cicatrisation des plaies.

## SOUCI.

Souci officinal, souci de jardins (famille des Synanthérées).

DESCRIPTION. Tiges un peu velues ; feuilles sans queues attachées sur la tige ; fleurs d'une couleur dorée, naissant au sommet des branches.

LIEUX. On trouve le souci dans les champs et dans les jardins où il est cultivé pour ornement.

RÉCOLTE. On récolte les fleurs et les tiges pendant tout l'été ; elles doivent être employées fraîches, car elles perdent, en séchant, leur propriété.

PROPRIÉTÉS, USAGES. On attribue à cette plante des vertus sudorifiques, emménagogues, antispasmodiques et fébrifuges. L'infusion est considérée comme propre à pousser les sueurs, les urines, les menstrues et à guérir la jaunisse, les pâles couleurs, la fièvre. Elle est administrée dans les cas d'atonie (faiblesse) générale ou locale chez les femmes. On la prescrit dans l'hystérie et les affections nerveuses qui en dépendent. Cazin dit avoir vu mettre en usage, contre les affections scrofuleuses, la décoction de houblon et de feuilles fraîches de souci et avoir employé les feuilles pilées dans les ophthalmies chroniques. L'eau distillée de cette plante, selon Tragus, est bonne pour l'inflammation des yeux en les bassinant avec cette eau.

On emploie avec avantage le souci pilé dans les tumeurs scrofuleuses. Suivant Hecquet, les feuilles fraîches écrasées sur les verrues (poireaux) et les cors aux pieds, font disparaître ces excroissances. Tournefort attribue à leur application, la faculté de détruire les callosités des vieux ulcères. La décoction concentrée d'armoise et de souci a été employée en fumigation dans le vagin pour rappeler les règles.

On a fait usage de la décoction des fleurs de souci pour les fièvres malignes et pour la peste. Valeriola s'en est servi dans les cataplasmes pour le charbon. Cesalpin l'ordonnait dans les maladies contagieuses; il conseillait les fleurs confites au vinaigre pour rétablir l'appétit. Camérasius assure que les semences sont un bon contre-poison.

Le jus de souci mêlé avec un peu de vin et de vinaigre tiède, est souverain pour apaiser les grandes douleurs de tête et de dents.

Quelques médecins préfèrent le souci des champs à celui des jardins.

### PRÉPARATIONS, DOSES.

Infusion ou décoction (plante fraîche), 15 à 32 gr. par litre d'eau pour tisane.

Décoction, 30 à 60 grammes par litre d'eau pour lotions et fomentations.

## SUREAU.

(Famille des Caprifoliacées.)

LIEUX. Le sureau croît dans toute sorte de terrains, quoiqu'il préfère les sols un peu humides et les haies, où il produit un très-bel effet par son feuillage élégant et ses jolies fleurs d'une odeur douce.

RÉCOLTE. On cueille les fleurs aussitôt qu'elles sont écloses.

PROPRIÉTÉS, USAGES. Les meilleurs praticiens s'accordent à regarder l'infusion des fleurs de sureau comme très-utile contre l'invasion des catarrhes pulmonaires, des coryzas ou rhumes de cerveau, dans l'angine et autres affections soit du poumon, soit de l'intestin, qui tiennent à la suppression de la transpiration. On a vanté son succès dans la répercussion de la rougeole, de la scarlatine produite par l'action du froid, pour ramener l'éruption de la peau (*Flore médicale*). Cette infusion est d'un fréquent usage sous forme de lotions, fumigations et cataplasmes, dans les inflammations de la peau (Roques). M. Cazin dit avoir vu employer avec succès, contre la diarrhée et les dyssenteries chroniques, les fleurs de sureau récoltées au commencement de la floraison, séchées à l'ombre et infusées à la dose de 1 à 2 grammes dans 120 grammes de vin blanc. L'infusion des fleurs sèches est employée au début des rhumes et des inflammations de la gorge causés par un refroidissement; on l'emploie très-fréquemment en compresses imbibées, sur les inflammations superficielles de la peau, les érysipèles.

PRÉPARATIONS, DOSES.

INFUSION (fleurs sèches), 2 à 10 grammes par litre d'eau; comme sudorifique, 30 à 60 grammes pour lotions, fomentations.

TOPIQUE CONTRE LES FRAICHEURS. Prenez : une poignée de fleurs de sureau, une poignée de son, une poignée d'avoine, une poignée de verveine; fricassez le tout dans une poêle avec du vinaigre, mettez dans un sachet et appliquez bien chaud pendant une heure ou deux. Cette application simple fait disparaître les douleurs rhumatismales causées par des refroidissements.

COLLYRE CONTRE L'OPHTHALMIE SCROFULEUSE. Faites dissoudre dans 125 grammes d'infusion de fleurs de sureau 25 centigrammes de sulfate de zinc, bassinez les yeux.

FOMENTATION CONTRE LES ROUGEURS DU VISAGE, BOUTONS, ETC. Fleurs de sureau, de bouillon blanc, de chaque 32 grammes; racine de sceau de Salomon, 32 gr.; tartre blanc, 25 grammes; camphre, 8 grammes; laissez infuser ces matières pendant 10 jours. Si la maladie est ancienne, les tisanes rafraîchissantes doivent être mises en usage.

ÉCORCE DE SUREAU, REMÈDE CONTRE L'ÉPILEPSIE. Pour l'administrer, on prend des branches de sureau d'un ou deux ans; on enlève l'écorce grise et on racle la seconde écorce qui en reste; on prend ensuite 50 grammes de cette écorce, on verse dessus 150 grammes d'eau commune chaude ou froide : on laisse infuser pendant quarante-huit heures; cette infusion, passée et exprimée, doit être prise à jeun par moitié, à un quart d'heure d'intervalle.

On revient au même médicament tous les six ou huit

jours, pendant deux mois. Cette médication ne paraît réussir que dans les épilepsies essentielles. (*Gaz. méd. Sarde* et *Bull. de thérap.*)

## TANAISIE.

Herbe aux vers, herbe de Saint-Marc (famille des Synanthérées).

**Description.** Tige élevée, feuilles découpées et dentelées, d'un vert très-foncé; fleurs d'un beau jaune en bouquet arrondi à l'extrémité de la tige.

**Lieux.** Cette plante croît dans les prés, les lieux incultes, humides, pierreux, sur les berges des rivières. Ses fleurs et ses feuilles jouissent des mêmes propriétés.

**Récolte.** Elle se fait au mois d'août pour les fleurs, et au mois d'octobre pour les graines.

**Propriétés, usages.** La tanaisie est réputée stomachique, carminative (contre les vents), vermifuge, sudorifique, emménagogue et antispasmodique. Mais pour que ces différents effets aient lieu, il faut que les organes soient dans un état d'affaiblissement et sans irritation et inflammation (*Flore médicale*). Elle convient en infusion dans les pâles couleurs, la suppression des règles, les flueurs blanches, les coliques nerveuses, la gastralgie ou crampe d'estomac et autres affections nerveuses.

Dans les campagnes, on emploie fréquemment la tanaisie infusée dans le vin, la bière ou le cidre, dans les fièvres intermittentes contre lesquelles elle a la même efficacité que l'absinthe, la camomille, la petite centaurée (Cazin).

C'est surtout comme vermifuge que la tanaisie a acquis une certaine réputation populaire. Hoffmann a fait usage de sa décoction en lavement contre les vers ascarides. Geoffroy rapporte que le cataplasme des feuilles appliqué sur le bas-ventre, a fait évacuer 32 vers lombrics chez un individu atteint d'une maladie grave. La semence mêlée au sirop de violette est un excellent vermifuge pour les enfants.

La tanaisie bouillie dans l'eau ou le vin, a été recommandée en fomentation et en cataplasme, contre les entorses, les contusions, les ulcères.

PRÉPARATIONS, DOSES.

INFUSION (sommités fleuries), 5 à 15 grammes par litre d'eau.

## TILLEUL.

(Famille des Tiliacées.)

Cet arbre, connu de tous, croît spontanément dans les forêts, et est cultivé dans les parcs, dans les jardins dont il fait l'ornement.

RÉCOLTE. On cueille les fleurs de tilleul dans le mois de juillet. On les fait sécher au soleil ou à l'étuve.

PROPRIÉTÉS, USAGES. Les fleurs de tilleul sont administrées en infusion, soit seules, soit associées avec des feuilles d'oranger, dans les affections nerveuses, telles que l'hystérie, l'hypocondrie, l'asthme, la toux convulsive, les vomissements nerveux, les convulsions, la migraine, les indigestions ; dans ce dernier cas elles n'irritent pas comme le thé.

Cazin dit avoir vu cesser une diarrhée chronique qui avait résisté à plusieurs autres moyens, par le seul usage de la même décoction plus concentrée, en demi-lavements répétés chaque jour.

A l'extérieur, on a souvent mis en usage, en lotions et tomentations, la décoction de feuilles ou d'écorce de tilleul, contre les brûlures et les plaies enflammées et douloureuses.

PRÉPARATIONS, DOSES.

INFUSION (fleurs), 5 à 15 grammes par litre d'eau bouillante. On y ajoute du sucre ou du sirop et l'on a une boisson agréable.

DÉCOCTION (feuilles ou écorce), 30 à 60 grammes par litre d'eau, pour lotions et fomentations.

## THYM.

Thym commun, frigoule (famille des Labiées).

DESCRIPTION. Tiges droites et rameuses, feuilles étroites, fleurs blanches, roses ou purpurines.

LIEUX. Cet arbuste croît naturellement, dans les montagnes du midi de la France. On le cultive dans les jardins.

RÉCOLTE. Elle se fait au moment de la floraison. On dispose la plante en guirlandes pour la faire sécher.

PROPRIÉTÉS, USAGES. Le thym est tonique, stomachique, stimulant et emménagogue. On l'emploie, en infusion, pour ranimer les organes affaiblis et réveiller les forces digestives; il accélère la circulation et soulage les douleurs rhumatismales. On l'applique rarement aux affections internes parce qu'il y a des excitants plus agréables et mieux éprouvés, comme la sauge, la mélisse, la menthe. On se sert du thym pour composer des lotions, des fumigations, des bains aromatiques. Ces remèdes extérieurs produisent des effets merveilleux sur les enfants débiles, amaigris; les bains toniques sont tellement efficaces qu'ils rendent quelquefois, en peu de temps, aux enfants les plus affaiblis et les plus chétifs, leur première vigueur et leur gaieté naturelle (Roques).

M. Cazenave a traité la gale par des lotions avec l'infusion de thym. Cette infusion est, dit-on, un excellent remède pour les douleurs des dents cariées ; dans ce cas on en imbibe un peu de coton qu'on met dans le trou de la dent gâtée.

### PRÉPARATIONS, DOSES.

Infusion (sommités), 10 à 15 grammes par litre d'eau bouillante.

Infusion, 60 grammes par litre d'eau avec addition de 280 grammes de vinaigre pour lotions contre la gale, trois fois par jour.

Gargarisme contre la paralysie de la langue. Thym, romarin, mélisse, bétoine, de chaque une pincée; faites infuser le tout sur les cendres chaudes dans un litre de bon vin rouge, puis gargarisez-vous plusieurs fois dans la journée.

Bain de vapeur contre l'anasarque. Prenez : feuilles de thym de sauge, de laurier, de menthe sauvage, de chaque une poignée; vous ferez infuser le tout dans environ six litres d'eau bouillante, vous le verserez dans un vase que vous placerez entre les jambes du malade assis sur une chaise, ayant soin de l'entourer avec des couvertures, de façon que la vapeur se concentre autour de lui et qu'elle ne puisse pas s'échapper au dehors. Après ce bain de vapeur, on frottera le malade avec des flanelles.

## THYM SERPOLET.

Thym sauvage, pillolet (famille des Labiées).

Description. Tige rampante, feuilles ressemblant à celles du thym, fleurs purpurines.

Lieux. Cette plante croît partout, sur les pelouses sèches, les collines, le long des chemins, et dans les terrains arides, incultes et pierreux.

Récolte. Elle peut se faire pendant tout l'été. On fait sécher la plante entière et fleurie.

Propriétés, usages. Le serpolet est aromatique, excitant et tonique : il convient pour élever modérément l'action de l'estomac ; on se sert de son infusion chaude, dans les indigestions, les flatuosités ou vents, la suppression des règles par atonie, l'asthme humide, les catarrhes chroniques, la coqueluche, la gastralgie ou crampes d'estomac, les flueurs blanches, les pâles couleurs, et dans l'épuisement causé par l'onanisme et l'abus des plaisirs enivrants. Elle est utile dans les cas où il y a relâchement, débilité et nécessité de provoquer la transpiration et exciter la sécrétion urinaire. Linnée lui attribue la propriété de dissiper l'ivresse et les maux de tête qu'elle occasionne.

Les bains préparés avec cette plante, comme avec toutes les plantes aromatiques, sont mis en usage dans la faiblesse générale, le rhumatisme chronique, les scrofules, la paralysie. Sa décoction est employée en lotion contre la gale (Cazin).

La poudre de serpolet introduite dans le nez arrête l'hémorrhagie.

PRÉPARATIONS, DOSES.

INFUSION (sommités fleuries), 5 à 15 grammes par litre d'eau.

REMÈDE CONTRE LA PIQURE DES ABEILLES, GUÈPES ET AUTRES INSECTES, ET DES ORTIES. Il suffit de frotter les piqûres avec le jus de la première plante aromatique, comme le thym-serpolet, thym, menthe, marjolaine, romarin, etc. Si ces plantes étaient trop sèches, on les humecterait avec un peu de salive, on les mâcherait et l'on emploierait de même le marc que l'on obtiendrait ainsi.

## TRÈFLE D'EAU.

Ménianthe, trèfle des marais (famille des Gentianées).

DESCRIPTION. Plante vivace, herbacée, sans tige ; feuilles lisses d'un beau vert, formant trois folioles assez grandes ; fleurs très-blanches, réunies en épis ou en grappes le long et au sommet d'un pédoncule commun.

LIEUX. Cette plante croît dans les marais et dans les lieux marécageux et aquatiques ; elle montre ses jolies fleurs au mois de mai et de juin.

RÉCOLTE. On récolte ses feuilles à la fin de l'été pour les conserver. On peut s'en servir à l'état frais pendant toute la belle saison.

PROPRIÉTÉS, USAGES. Les feuilles de trèfle d'eau sont toniques, antiscorbutiques et fébrifuges. A haute dose elles sont vomitives et purgatives. On s'en sert, en infusion ou en décoction, dans le scorbut, la goutte, la suppression des règles par faiblesse, la jaunisse, les pâles couleurs, les affections dartreuses, le rachitisme. C'est surtout contre le scorbut qu'elles ont été employées avec le plus de succès. On peut donner une légère infusion de cette plante toutes les fois qu'on veut accroître le ton et les forces des organes de la digestion, augmenter l'énergie de cette fonction et diminuer les dispositions aux glaires. Cazin associe le trèfle d'eau au cresson et au cochléaria dans le traitement du scorbut ; il dit avoir connu un cultivateur asthmatique qui se soulageait en fumant des feuilles de trèfle d'eau séchées. A haute dose les préparations de cette plante produisent une irritation très-intense de l'estomac et des intestins ; c'est pourquoi il ne faut pas oublier que son emploi ne doit avoir lieu que lorsque les organes de la digestion et des intestins sont exempts d'inflammation.

PRÉPARATIONS, DOSES.

INFUSION OU DÉCOCTION (feuilles), 15 à 30 grammes par litre d'eau.

## TUSSILAGE.

Pas d'âne, herbe de Saint-Quentin, taconet (famille des Synanthérées).

DESCRIPTION. Tige droite, rougeâtre et cotonneuse, garnie d'écailles ; feuilles larges, échancrées en cœur, ne paraissant qu'après la floraison ; fleurs jaunes à l'extrémité de la tige.

LIEUX. Cette plante croît dans les lieux un peu humides, stériles et sablonneux, aux endroits exposés au soleil.

RÉCOLTE. Elle se fait au mois d'avril pour les fleurs, pendant tout l'été pour les feuilles, et en automne pour les racines

Propriétés, usages. Le tussilage a été employé, dès l'enfance de la médecine, contre les maladies de poitrine, les catarrhes, les rhumes négligés. L'infusion des fleurs et même des feuilles est un excellent médicament à opposer aux rhumes d'abord et aux catarrhes interterminables qui fatiguent tant les vieillards (*Santé universelle*). On prend les fleurs en infusion, comme les fleurs de violette, de mauve, de bouillon blanc, pour calmer la toux. Toutes ces boissons auxquelles on ajoute du sucre, du sirop ou du miel, sont très-salutaires lorsque la poitrine est vivement irritée. En y ajoutant un peu de lait, on a une espèce d'émulsion qui plaît beaucoup aux enfants et aux femmes délicates. C'est un remède facile, peu dispendieux, qui rend les nuits plus calmes, et qui excite une douce transpiration. Les fomentations de pas-d'âne produisent aussi de très-bons effets dans les inflammations des yeux, les ulcères, la teigne (Roques).

Le docteur Allen dit que la décoction des feuilles du tussilage, l'emporte sur tous les remèdes qu'on a connus jusqu'à ce jour pour guérir les écrouelles ou scrofules. Les feuilles sèches se fument comme le tabac pour combattre la toux et l'asthme.

Hippocrate faisait usage de la racine dans les affections de poitrine.

### PRÉPARATIONS, DOSES.

Infusion (fleurs), 15 à 20 grammes par litre d'eau.

Cataplasme. Avec les feuilles pilées, crues ou cuites, on fait des cataplasmes émollients et résolutifs.

Sirop. On le prépare comme celui de violette : il est béchique et pectoral ; on s'en sert dans les maladies de poitrine, les inflammations des intestins. La dose est de

2 à 4 grammes, deux ou trois fois par jour dans une tisane appropriée.

Remède contre l'extinction de voix (aphonie). Prenez : fleurs de tussilage et de mauve, de chacune une pincée; racine de guimauve 16 grammes, graines de lin renfermées dans un nouet de linge ; réglisse 4 grammes ; versez sur le tout un litre d'eau bouillante, et, après une infusion d'une demi-heure, passez la liqueur pour en faire votre boisson ordinaire.

## VALÉRIANE.

Petite valériane, valériane sauvage, herbe aux chats (famille des Valérianées).

Description. Tige élevée, droite, ronde et herbacée ; feuilles vertes, incisées profondément et velues à la surface inférieure ; fleurs petites, d'une odeur agréable, d'une couleur blanche purpurine, et placées en bouquets au sommet de la tige ; racine d'une odeur infecte et désagréable. Elle fleurit depuis le mois de juin jusqu'au mois d'octobre.

Lieux. Cette plante croît dans les lieux un peu humides, au bord des eaux. Celle qui croît dans les montagnes et les lieux secs est préférable.

Récolte. La racine, seule partie employée, se récolte au printemps, avant la pousse des tiges. On la choisit bien grasse et bien nourrie, ayant deux ou trois ans d'âge : on la nettoie bien et on la fait sécher à l'ombre.

Propriétés, usages. La racine de valériane est antispasmodique, vermifuge et fébrifuge. On l'administre avec avantage dans toutes les maladies qui ont leur siége dans le système nerveux, dans les affections morales, l'hystérie, la chorée ou danse de Saint-Guy, l'hypocondrie, la migraine, l'asthme convulsif, le tremblement des membres, le hoquet opiniâtre, la gastralgie (ou crampes d'estomac), les palpitations nerveuses, les convulsions des enfants, les flatuosités ou vents. Elle a été regardée comme spécifique contre la plus cruelle des maladies, l'épilepsie. Scopoli, Gilibert, Chomel, Sauvage, assurent avoir guéri plusieurs épilepsies par l'administration de la racine de valériane.

PRÉPARATIONS, DOSES.

INFUSION (racine), 15 à 30 grammes par litre d'eau.
POUDRE, 4 à 30 grammes dans l'eau ou le vin.

## VÉLAR.

Herbe au chantre, tortelle, moutarde des haies (famille des Crucifères).

DESCRIPTION. Tige rougeâtre et velue ; feuilles jaunes disposées en croix.

LIEUX. Cette plante se trouve partout sous nos pas, dans les terrains pierreux, le long des haies, des murailles.

RÉCOLTE. Elle se fait en mars et avril pour les fleurs ; dans l'été pour les feuilles.

PROPRIÉTÉS, USAGES. On emploie les feuilles en infusion ou en décoction comme toniques, expectorantes, dans les catarrhes pulmonaires, chroniques, la toux invétérée, l'enrouement. Le sirop de vélar, dit Cazin, était très-employé dans le siècle dernier. On l'a abandonné dans la médecine urbaine, comme tant d'autres préparations d'une utilité incontestable, pour la remplacer par d'autres moins efficaces et d'un prix plus élevé. Ne vaudrait-il pas mieux lui rendre sa place dans nos pharmacies, que d'y perpétuer les dépôts coûteux des sirops de Lamouroux, de nafé d'Arabie, etc., que le charlatanisme accrédite et que l'on emploie autant par habitude que par conviction.

PRÉPARATIONS, DOSES.

INFUSION (feuilles), 30 à 60 grammes par litre d'eau. Boisson expectorante.

SIROP. Prenez : feuilles et fleurs de vélar, de chaque une poignée ; réglisse, de 4 à 6 grammes. Laissez bouillir le tout jusqu'à réduction d'un tiers, passez, ajoutez 250 grammes de sucre blanc, et faites cuire en consistance de sirop. On emploie ce sirop contre la toux invétérée et l'enrouement.

## VÉRONIQUE.

Véronique officinale, thé d'Europe (famille des Scrofulariées).

DESCRIPTION. Tige couchée, petite, noueuse et velue ; feuilles ovales, dentées et velues ; fleurs d'un bleu pâle.

LIEUX. Cette plante vivace croît dans les bois, sur les coteaux arides de toute la France.

RÉCOLTE. Elle se fait pendant ou après la floraison. On doit rejeter toutes les feuilles noires ou rouges.

PROPRIÉTÉS, USAGES. La véronique est stomachique, cordiale, digestive et vulnéraire. Elle a été longtemps en usage et est encore employée aujourd'hui contre la toux, l'asthme, la phthisie pulmonaire, les affections chroniques de la poitrine. On l'a vantée contre les affections scrofuleuses, les maladies de la peau, le scorbut, le crachement de sang.

PRÉPARATIONS, DOSES.

INFUSION, 15 à 25 grammes par litre d'eau.

SUC CONTRE LE CRACHEMENT ET LE PISSEMENT DE SANG. Jus de véronique, de lierre terrestre, de cerfeuil, de chaque 6 onces ; sirop de lierre terrestre, 1 once. Partagez en six doses à prendre de quatre heures en quatre heures en breuvage. Il nettoie les ulcères internes.

## VERVEINE.

Herbe sacrée (famille des Verbénacées).

DESCRIPTION. Tige carrée, un peu rameuse ; feuilles étroites d'un vert pâle, incisées profondément ; fleurs d'un violet pâle, disposées en épis.

LIEUX. Cette plante est commune sur le bord des chemins, dans les lieux incultes, où elle fleurit au mois de juin.

RÉCOLTE. Il faut la cueillir avant la floraison et choisir les tiges bien garnies de feuilles.

PROPRIÉTÉS, USAGES. La verveine, aux yeux des anciens, jouissait de propriétés merveilleuses. On ne l'emploie plus guère aujourd'hui que sous forme de cataplasme, pour le lumbago (douleur des reins), les douleurs rhumatismales, les points de côté. Pour cette préparation, on *fricasse*, suivant l'expression populaire, la verveine dans le vinaigre et l'on applique le cataplasme sur le point de côté. La verveine fraîche, pilée et appliquée sur les engorgements sanguins, suite de coups ou de chute, les dissout promptement.

Le savant Stard ordonnait dans l'otalgie (douleur nerveuse de l'oreille) un cataplasme fait avec des tiges de verveine écrasées, cuites dans du lait et mêlées avec de la farine de graine de lin, qu'il faisait appliquer sur la joue et l'oreille, du côté malade. En même temps, il faisait mettre dans une fiole, 12 grammes de liqueur minérale anodine d'Hoffmann avec 16 grammes d'eau. On plongeait cette fiole dans l'eau chaude et on plaçait ensuite son extrémité ouverte près de l'oreille, de manière que la vapeur qui se dégageait pénétrât dans le conduit auditif.

## VIGNE.

(Famille des Viniférées.)

La vigne cultivée, originaire d'Asie, est acclimatée depuis plus de vingt siècles dans nos contrées.

Récolte. On récolte les feuilles au mois d'août, et on les fait sécher à l'ombre.

Propriétés, usages. Cette plante précieuse donne des produits rafraîchissants, laxatifs, diurétiques, astringents et toniques. Les feuilles de vigne sont astringentes; on les a employées, en décoction, dans la dysenterie, la diarrhée chronique (Cazin). Le *Journal des sciences médicales* constate trois cas d'hémorrhagie utérine, dans lesquels l'usage des feuilles de vigne de muscat noir séchées à l'ombre et pulvérisées à la dose de quatre grammes, a été couronné de succès. Le docteur Fenuglio de Turin cite un cas d'hémorrhagie nasale, instantanément débarrassé, au moyen de la poudre de feuilles de vigne, prise en guise de tabac. Le *suc* de raisin encore vert (verjus) est fortement acide et astringent. On en prépare une boisson tempérante (100 à 200 gr. par litre d'eau) qui convient dans les maladies inflammatoires, les irritations gastro-intestinales, les fièvres bilieuses, les diarrhées légères. On l'emploie aussi en gargarisme contre le ramollissement des gencives, le relâchement de la luette, et au début et à la fin des angines.

Les raisins frais et mûrs ont une saveur délicieuse ; ils sont nourrissants, rafraîchissants et légèrement purgatifs; ils conviennent aux personnes d'une constitution sèche et irritable; aux tempéraments sanguins ou bilieux; dans les maladies inflammatoires, les fièvres bilieuses. Mangés abondamment, les raisins ont guéri des engorgements des viscères abdominaux, des maladies cutanées chroniques. On a vu d'heureux effets dans l'hypocondrie, l'hystérie, les affections des voies urinaires avec irritation ; les diarrhées, les dyssenteries, les hémorrhagies. Pris avec excès, ils peuvent produire la colique, la diarrhée, la dyssenterie.

Le marc qui reste après l'expression des raisins et qui acquiert souvent une température de 30 degrés, est stimulant, aromatique. On l'emploie en bains en y plongeant la partie malade pendant une heure ou deux, contre les douleurs rhumatismales, l'ankylose, les rétractions musculaires, la sciatique, la paralysie, la faiblesse des membres.

Les raisins secs, plus sucrés que les raisins frais, sont béchiques, émollients et relâchants. On les prescrit en décoction dans les catarrhes et les inflammations des organes de la respiration. (Cazin).

Sirop de verjus contre les esquinancies, les maux de gorge et les aphthes de la bouche. Prendre du verjus, le piler et le passer à travers un linge que l'on tordra avec force jusqu'à ce que l'on obtienne environ un litre de jus; mêler au jus une livre de miel; mettre le tout soit dans un vase neuf de terre vernissé, soit dans une casserole nouvellement étamée; exposer à un feu doux, et laisser cuire jusqu'à réduction de moitié; retirer du feu avec précaution. Dès que le liquide est refroidi le mettre en bouteille et le bien boucher. Dans les maux de gorge on met une demi-cuillerée de ce sirop dans un verre d'eau, et l'on fait boire un verre semblable toutes les deux heures. Dans les aphthes on met une grande cuillerée de ce sirop dans un demi verre d'eau et l'on se gargarise souvent avec ce liquide.

## VIOLETTE ODORANTE.

(Famille des Violariées.)

Tout le monde connaît cette aimable fleur : c'est la modestie, la simplicité, la grâce, tout ce qu'il y a de plus tendre, de plus ingénu; elle annonce le départ de l'hiver et les premiers beaux jours : elle aime les lieux écartés, solitaires, où règnent la paix et le silence, et croît par touffes le long des haies, à l'abri des buissons qui la protégent contre les injures de l'air.

Récolte. On cueille les fleurs de violette dans le mois de mars.

Propriétés, usages. La violette odorante est pectorale. L'infusion des fleurs est communément employée comme boisson pectorale, béchique et émolliente dans les inflammations de poitrine, les rhumes, les inflammations des reins, de la vessie et des organes digestifs. On mêle assez souvent les fleurs de violette avec quelques autres fleurs pectorales, telles que fleurs de mauve, de coquelicot, de bouillon-blanc. On en fait des infusions qu'on adoucit avec du sirop, et qu'on donne à petites doses, pour favoriser la transpiration, dont la suppression est la cause fréquente des rhumes, des catarrhes, de l'enchifrènement, de la toux (Roques). Giraudeau de Saint-Gervais prescrit dans la bronchite (rhume ordinaire) l'usage d'infusions chaudes de violette, d'hyssope, de fleur de mauve.

Les feuilles fraîches sont émollientes ; on les emploie en fomentations et en cataplasme sur les parties irritées et enflammées. Le suc ou jus des fleurs purge doucement comme la manne.

La racine de violette jouit d'une propriété vomitive et purgative.

### PRÉPARATIONS, DOSES.

Infusion (fleurs), 2 à 10 grammes par litre d'eau.

Décoction (feuilles), pour lavement, fomentations et cataplasme.

Décoction (racine), 8 grammes pour 150 grammes d'eau réduite du tiers, comme vomitif.

Sirop de violette. Prenez : fleurs de violette nouvellement cueillies et bien épluchées une livre ; versez dessus deux litres d'eau bouillante ; laissez infuser pendant huit heures ; faites chauffer l'infusion au bain-marie et passez avec forte expression ; faites infuser dans cette liqueur une pareille quantité de violette que ci-devant, passez de nouveau cette seconde infusion et laissez reposer pendant quatre heures ; ajoutez quantité suffisante de sucre blanc, et faites cuire en consistance de sirop.

Ce sirop est pectoral, adoucissant et laxatif (qui

purge), il est recommandé dans la toux, les rhumes, les catarrhes et les irritations.

**Remède contre le rhume de cerveau léger.** Fleurs de violette, de mauve, de bouillon-blanc, 8 grammes, que vous ferez infuser, pendant une demi-heure, dans un litre d'eau bouillante ; on prendra plusieurs tasses par jour de cette infusion, on s'abstiendra de liqueurs spiritueuses et l'on se tiendra à l'abri du froid, surtout du froid humide et du vent. Si le rhume occasionne une pesanteur de tête, outre la tisane précédente, on prendra une infusion de feuilles de bourrache et deux ou trois fumigations émollientes composées d'infusion de fleurs de mauve ou de guimauve et de fleurs de coquelicot (*Santé universelle*).

# DICTIONNAIRE

# DES MALADIES

ET

## DES TERMES DE MÉDECINE.

**ABCÈS.** On appelle *abcès* toute espèce d'amas de pus qui se forme au sein des organes de l'homme dans un espace accidentel ou circonscrit. *Pour le traitement,* voyez : lin, 156 ; lis blanc, 159; morelle noire, 178; oignon, 187; oseille, 193.

**ACRETÉ DE LA GORGE ET DE LA POITRINE.** Voyez : mûrier noir, 181.

**AFFECTION.** Ce mot en médecine a la même signification que maladie; dans ce cas on appelle *affection hystérique*, une maladie hystérique.

**AFFECTIONS NERVEUSES.** (Voyez Névrose, Spasmes, Antispasmodiques).

**AFFECTIONS PULMONAIRES.** (Voyez Catarrhe.)

**AIGREURS D'ESTOMAC.** Sensation désagréable causée par la mauvaise digestion des aliments. *Pour le traitement,* voyez : absinthe, 51 ; aunée, 68 ; origan, 192; camomille, 83.

**ALOPÉCIE.** Chute complète ou partielle des poils, des cheveux, soit à la suite d'excès ou de maladies déterminant l'altération des bulbes pileux, soit par l'effet d'une atonie générale, soit enfin par l'abus des cosmétiques irritants. *Traitement.* Si la peau de la tête est sèche et qu'elle se couvre d'écailles petites, blanchâtres, il faut pratiquer sur le cuir chevelu des frictions avec la pommade de feuilles de noyer, page 185; si le cuir chevelu n'est pas irrité, on peut lotionner la tête avec des décoctions toniques de petite centaurée et de feuilles de noyer (voyez Noyer, 185), ou bien avec du rhum dans lequel on a laissé macérer les mêmes plantes pendant huit jours au moins.

**AMÉNORRHÉE.** Ce mot s'applique particulièrement à la suppression des règles. Le défaut d'écoulement des règles a pour cause, ou une grande frayeur, un refroidissement subit, un chagrin éprouvé au moment même de la menstruation; ou bien il tient à une mauvaise constitution, à une faiblesse générale de l'organisme. *Pour le traitement,* voyez : absinthe, 51 ; vin, 53 ; angélique, 61 ; anis 63 ; armoise, 65 ; tisane, 66 ; camomille, 85 ; fenouil, 123 ; hysope, 143 ; marrube, 162 ; vin, 163 ; mélisse, 168 ; menthe, 171 ; menthe sauvage, 172 ; remède, 173 ; origan, 191 ; souci, 233 ; tanaisie, 236 ; thym-serpolet, 240 ; trèfle d'eau, 241.

**ANALEPTIQUE.** On appelle ainsi les plantes destinées à rétablir les forces diminuées et abattues. (Voyez Toniques.)

**ANASARQUE.** Espèce d'hydropisie causée par l'infiltration de sérosités dans le tissu cellulaire. *Pour le traitement,* voyez : bain, 239.

**ANÉVRISME.** (Voyez Palpitations.)

**ANGINE.** Le mot *angine* sert à désigner toutes les espèces de maux de gorge, c'est-à-dire l'inflammation des parties de l'arrière-bouche, accompagnée d'une difficulté d'avaler et de respirer. Dans le public le mot *esquinancie* est adopté pour désigner un mal de gorge qui présente de la gravité. Cette affection a pour cause les variations de l'atmosphère, un refroidissement subit. *Pour le traitement,* voyez : absinthe, 52 ; aigremoine, 56 ; bistorte, 75 ; brunelle, 79 ; cataplasme, 221 ; citronnier, 105 ; épine-vinette, 122 ; figuier, 124 ; framboisier, 127 ; guimauve, 137 ; houblon, 142 ; lin, 156 ; hysope, 144 ; mauve, 164 ; navet, 182 ; pommier, 209 ; quintefeuille, 212 ; réglisse, 214 ; remède, 105 ; ronce, 220 ; sirop, 114, 249 ; sureau, 234 ; vigne, 249.

**ANKYLOSE.** Diminution ou impossibilité absolue des mouvements d'une articulation naturellement mobile. Voyez vigne, 249.

**ANTILAITEUX.** Médicaments qui ont la propriété de diminuer la sécrétion du lait. Voyez : cerfeuil, 92 ; cataplasme, 120 ; menthe, 171 ; persil, 203.

**ANTISCORBUTIQUES.** Médicaments regardés comme efficaces dans le scorbut, tels que le cochléaria, la fumeterre, la moutarde noire, l'oseille, la patience, le raifort sauvage, le trèfle d'eau. (Voyez Scorbut.)

**ANTISPASMODIQUES.** Médicaments regardés comme propices à calmer, à guérir ou prévenir les mouvements convulsifs des muscles (voyez Spasmes), tels que le caille-lait, l'armoise, la camomille, le laurier, la mélisse, la menthe, le souci, la tanaisie, la valériane.

**APÉRITIFS.** Médicaments propres à rétablir la liberté des voies digestives, biliaires et urinaires. L'absinthe, l'asperge, la carotte, le cerfeuil, le fenouil, le hêtre, le poireau, la saponaire sont des plantes apéritives.

**APHTHES.** On appelle *aphthes* de petites ulcérations blanchâtres se développant dans l'intérieur de la bouche ; elles sont la suite de petits boutons dont le sommet s'ouvre et forme une petite plaie qui s'étend de plus en plus. Les ulcérations aphtheuses sont en général faciles à guérir. *Pour le traitement*, voyez : aigremoine, 56 ; citronnier, 103 ; guimauve, 137 ; joubarbe, 146 ; lin, 156 ; mauve, 164 ; quintefeuille, 212 ; réglisse, 214 ; sirop, 249.

**APOPLEXIE.** Maladie du cerveau caractérisée par un épanchement de sang dans la cavité du crâne et par la perte du mouvement et du sentiment. Voyez : mélisse, 168 ; moutarde noire, 180 ; romarin, 218 ; sauge, 227.

**APPÉTIT.** (Manque d'). Voyez Inappétence.

**ARDEURS D'URINE.** (Voyez Rétention d'urine.)

**ASTHME.** Difficulté de respirer revenant par des accès irréguliers qui dépendent des variations de l'atmosphère, des émotions vives, des excès ; les causes sont quelquefois le résultat d'une fluxion de poitrine imparfaitement guérie. *Pour le traitement*, voyez : tisane, 68 ; sirop, 104 ; cochléaria, 107 ; lierre terrestre, 153 ; marrube, 162 ; recette, 183 ; oignon, 187 ; romarin, 218 ; scabieuse, 229 ; tilleul, 237 ; valériane, 243. *Asthme humide*, voyez : tisane, 55 ; ail, 57 ; hysope, 143 ; julienne, 147 ; mélisse,

168 ; menthe, 170 ; millepertuis, 176 ; origan, 191 ; thym-serpolet, 240.

**ASTRINGENTS.** On donne le nom d'*astringents* aux médicaments qui ont la vertu de resserrer les parties avec lesquelles on les met en contact ; ils exercent une action tonique : l'argentine, la bistorte, la brunelle, le caille-lait, la grande consoude, le fraisier, le hêtre, le mûrier noir, le noyer, la patience, la quintefeuille, la ronce, le rosier, sont des plantes astringentes.

**ATONIE.** Synonyme de faiblesse, de débilité. *Atonie générale,* voyez : absinthe, 51; angélique, 61; aunée, 68; benoîte, 73; vin de coings, 110 ; vin aromatique, 219 ; gentiane, 135 ; mélisse, 168 ; millefeuille, 175; moutarde blanche, 178; souci, 232; thym, 228; thym serpolet, 240; vigne, 249. *Atonie de l'estomac et des voies digestives,* voyez : anis, 63; carvi, 88; vin de centaurée, 91; cassis, 89; coriandre, 115; chêne, 98; coignassier, 109; eau de santé, 91; houblon, 142; fumeterre, 131; hysope, 143; genévrier, 132; marrube, 161; vin de marrube, 163; mélisse, 168; millefeuille, 175; oranger, 188; origan, 191; pissenlit, 204; rhubarbe, 216; romarin, 218; rosier, 222; saponaire, 225; thym-serpolet, 240; lavande, 151; patience, 199; poireau, 206; sauge, 226.

**BÉCHIQUE.** On donne le nom de *béchiques* aux médicaments doux, calmants, émollients qui apaisent la toux, les irritations de poitrine, et facilitent l'expectoration des mucosités bronchiques ; tels que le bouillon blanc, le capillaire, la grande consoude, le coquelicot, l'hysope, le lierre terrestre, le marrube, l'oignon, la pulmonaire, la violette.

**BLENNORRHAGIE.** Inflammation du canal urinaire et écoulement involontaire de matières muqueuses ; cette affection est désignée sous le nom vulgaire de chaudepisse. *Pour le traitement,* voyez : chanvre, 96; genévrier, 132; lin, 156. *Blennorrhagie chronique,* voyez : persil, 203; les astringents.

**BRONCHITE.** (Voyez Rhume de poitrine.)

**BRULURE.** Blessure plus ou moins grave produite sur une partie vivante par l'action plus ou moins prolongée du feu ou d'un corps fortement échauffé. *Pour le traitement,* voyez : ail, 58; bouillon blanc, 76; carotte, 87; citrouille, 106; pommade, 110;

guimauve, 137; joubarbe, 146; lin, 151; morelle, 178; oignon, 187; orpin, 193; pomme de terre, 208.

**CACHEXIE.** Etat de dépérissement qui survient après de longues maladies, caractérisé par l'amaigrissement, un teint jaune ou plombé et la langueur de toutes les fonctions. *Pour le traitement*, voyez : cochléaria, 107; genévrier, 132; houblon, 141; vin de marrube, 163; moutarde noire, 179; remède, 196; persil, 203; saponaire, 226.

**CALCULS** (PIERRE, GRAVELLE). Les causes de cette maladie sont une disposition héréditaire, les coups, les chutes sur les reins, une nourriture astringente, une vie sédentaire. *Pour le traitement*, voyez : chiendent, 101; citronnier, 103; cochléaria, 107; genévrier, 133; laitue, 148; lierre terrestre, 153.

**CALMANTS.** Nom générique des médicaments adoucissants, anodins, antispasmodiques et narcotiques, tels que le coquelicot, la laitue, le pavot, etc. Ce mot est synonyme de *sédatif*.

**CANCER.** Voyez : ache, 84; guimauve, 137; joubarbe, 147. *Cancer de la matrice*, voyez : pavot, 201.

**CARMINATIF.** On appelle *carminatifs*, les médicaments qui ont la propriété d'expulser les vents contenus dans le conduit intestinal. Les carminatifs sont pris parmi les substances toniques fortement aromatiques, telles que : la menthe, la mélisse, la tanaisie, les graines d'anis, de fenouil, de coriandre, de carvi, de laurier, de persil.

**CARREAU.** Le carreau est une maladie fréquente chez les enfants; elle est presque toujours le produit d'un vice scrofuleux. Les enfants atteints du carreau ont le ventre volumineux, dur; les membres très-amaigris, la peau terne et flétrie, la figure un peu bouffie et les traits souffrants. *Traitement*, régime adoucissant, cataplasmes et bains émollients; voyez : carotte, 86; houblon, 142.

**CATAPLASME.** Le cataplasme est un remède pour l'extérieur, ayant une consistance de pâte, composé ordinairement de farines ou d'herbes cuites. On l'applique sur les différentes parties, tantôt pour amollir, tantôt pour résoudre, tantôt pour apaiser les douleurs, tantôt pour exciter la suppuration. Il doit être mis entre deux linges doux et fins, et on ne doit ajouter les substances aromatiques qu'au moment de l'appliquer. *Cataplasme vermifuge*, 52; contre les tumeurs et foulures, 56; contre la chute du fondement, 112; contre l'engorgement des mamelles, 120; contre les fièvres ardentes, 146; pour faire suppurer les tumeurs dures, 160; contre la rétention d'urine, 187, 198; contre l'esquinancie, 221.

**CATARRHE PULMONAIRE.** Ce mot désigne généralement toutes les inflammations des bronches, des poumons et des membranes muqueuses. Cette affection provient ordinairement d'un refroidissement ou d'une transpiration arrêtée. *Pour le traitement du catarrhe aigu*, voyez : ache, 54; ail, 57; bouillon blanc, 76; bourrache, 77; coquelicot, 113; figuier, 124; guimauve, 137; mauve, 164; navet, 182; pulmonaire, 210; sureau, 234; tussilage, 243; violette, 251. *Pour le traitement du catarrhe chronique*, voyez : aunée, 68; bardane, 71; chou, 103; cochléaria, 107; hysope, 143; julienne, 147; marrube, 161; mélisse, 168; millepertuis, 176; moutarde noire, 179; recette, 183; oignon, 187; origan, 191; romarin, 218; rosier, 222; sauge, 227; thym-serpolet, 240. *Pour le traitement du catarrhe de la vessie*, voyez : genévrier, 132; millepertuis, 176.

**CÉPHALALGIE.** On donne ce nom à tout mal de tête (voyez Migraine), à toute douleur qui occupe la tête en tout ou en partie.

**CHALEURS D'ENTRAILLES.** (Voyez Inflammation des intestins.)

**CHANCRES VÉNÉRIENS.** Voyez : morelle, 178.

**CHARBON.** On donne le nom de charbon à une maladie contagieuse extrêmement grave, qui est caractérisée au début par l'apparition de petites vessies de couleur brunâtre qui crèvent promptement et versent sur la peau un liquide roussâtre occasionnant une vive douleur, une démangeaison violente, une chaleur brûlante; il est encore caractérisé par la présence d'une ou plusieurs pustules noirâtres. Les individus atteints de la contagion sentent de l'abattement; les maux de cœur les fatiguent; ils sont tourmentés par un malaise général. Un peu plus tard une fièvre violente survient; ils éprouvent des défaillances, des tiraillements dans la région du cœur. Dès que le caractère de cette redoutable affection est reconnue, il faut inciser la tumeur, enlever les parties gangrénées et cautériser profondément la plaie. Quelques personnes affirment que la scabieuse pilée seule ou avec autant de sel ou bien infusée dans de l'urine, appliquée sur le charbon, le fait disparaît promptement. Voyez : scabieuse, 229; brunelle, 79; joubarbe, 147.

**CHAUDEPISSE.** (Voyez Blennorrhagie.)

**CHLOROSE.** On désigne vulgairement cette maladie par le nom de *pâles couleurs*; elle affecte spécialement les jeunes filles non réglées. *Pour le traitement*, voyez : absinthe, 52; vin d'absinthe, 53; aunée, 68; vin d'aunée, 68; camomille, 83; cassis, 89; centaurée, 91; cerfeuil, 92; marrube, 162; vin de marrube, 163; menthe, 171; moutarde blanche, 178; patience, 199; vin de rhubarbe, 217; souci, 232; tanaisie, 236; thym-serpolet, 240; trèfle d'eau, 241.

**CHOLÉRA.** Empoisonnement miasmatique du sang, maladie épidémique dont les symptômes les plus apparents consistent en vomissements et selles de matières aqueuses blanchâtres. Voyez : recette, 62 ; menthe, 171 ; moutarde noire, 180 ; oranger, 189 ; ortie, 194.

**CHORÉE** (Danse de Saint-Guy). Cette maladie bizarre est caractérisée par des mouvements involontaires et désordonnés d'une ou de plusieurs parties du corps, principalement des muscles des membres. *Pour le traitement*, voyez : armoise, 65 ; valériane, 243 ; les Antispasmodiques.

**CHUTE**, voyez : vin de benoîte, 73 ; cerfeuil, 92 ; lierre terrestre, 153 ; millefeuille, 173 ; pâquerette, 196 ; verveine, 248. (Voyez Coups, Contusions.)

**CHUTE DES CHEVEUX.** (Voyez Alopécie.)

**CHUTE DU FONDEMENT**, voyez : Cataplasme, 112, 138.

**CLOU.** Nom vulgaire du furoncle. (Voyez ce mot.)

**COLIQUE.** Douleur aiguë siégeant dans l'estomac, les intestins, la matrice, les voies biliaires, urinaires, etc., due soit à une contraction nerveuse, soit à une inflammation. Les coliques ont des noms différents, suivant les causes dont elles dépendent. —*Colique venteuse.* Elle est causée par des vents ou des flatuosités qui gonflent les intestins, et est occasionnée par l'usage immodéré de fruits verts, d'aliments difficiles à digérer, de végétaux venteux, de liqueurs encore en fermentation ; elle peut être encore l'effet de la transpiration arrêtée ou du froid. *Pour le traitement*, voyez : ail, 57 ; anis, 63 ; lavements, 63, 84 ; camomille, 83 ; carvi, 88 ; chêne, 98 ; hysope, 144 ; lin, 156 ; mauve, 164 ; fomentation, 166 ; noyer, 186 ; sauge, 226. — *Colique nerveuse*, voyez : froment, 129 ; tanaisie, 236. — *Colique d'intestins*, voyez : pavot, 200 ; lavement, 201. — *Colique néphrétique*, qui a son siége dans les reins ; voyez : aigremoine, 53 ; tisane, 81 ; lierre terrestre, 153 ; noyer, 186 ; oignon, 187 ; pariétaire, 189 ; lavement, 198 ; pissenlit, 204. — *Colique des accouchées*, voyez : camomille, 83 ; lierre terrestre, 153. — *Colique des enfants*, voyez : anis, 63 ; coquelicot, 113.

**COLLYRES.** On désigne sous ce nom les médicaments destinés à agir directement sur les yeux et sur les paupières. (Voyez Ophthalmie.)

**CONGESTION SANGUINE.** Afflux de sang plus ou moins rapide dans les vaisseaux d'un organe, tels que le cerveau, les poumons. Voyez : bain de pieds, 180, et Apoplexie.

**CONSTIPATION.** On donne le nom de *constipation* à l'état des personnes qui vont à la selle avec difficulté. Ordinairement elle cède aux boissons rafraîchissantes et aux lavements simples : quelquefois il faut avoir recours aux boissons purgatives. *Traitement.* Voyez : cerfeuil, 93 ; cerisier, 94 ; épinard, 120 ; laitue, 148 ; mauve, 164 ; moutarde blanche, 178 ; oseille, 196 ; pariétaire, 197 ; poireau, 207.

**CONTUSIONS.** Meurtrissures par un instrument de forme irrégulière, arrondie ou aplatie (marteaux, cailloux, bâtons), et qui déchirent et écrasent les tissus. *Pour le traitement*, voyez : ache, 54 ; grande consoude, 111 ; lavande, 152 ; morelle, 177 ; tanaisie, 237 ; décoction, 175.

**CONVALESCENCE.** État d'un individu qui relève de maladie. Selon Hippocrate, le malade entre en convalescence lorsqu'il n'éprouve plus aucune douleur, lorsqu'il respire avec facilité, qu'il dort paisiblement les nuits, et qu'il présente tous les signes qui inspirent la sécurité la plus parfaite.

Dans la convalescence, les aliments doivent être légers, mais nourrissants. Il faut manger souvent, mais peu à la fois. Il serait dangereux de manger à chaque repas autant que l'estomac le demande. Ce n'est pas ce que l'on mange qui nourrit, c'est ce que l'on digère. Le convalescent qui mange peu digère et se fortifie; celui qui mange beaucoup surcharge son estomac, qui, fatigué par le régime, par les remèdes, par la maladie, n'a pas assez de force pour digérer; et bien loin d'être nourri et fortifié, il dépérit peu à peu. Il faut surtout prendre peu d'aliments le soir. Voyez : angélique, 61; vin de benoîte, 73; vin de coings, 110; épinards, 120; épine-vinette, 122; vin de gentiane, 135.

**CONVULSIONS.** Maladie très-commune chez les enfants en bas âge, caractérisée par un anéantissement moral, des contractions et la raideur des membres, ou par des mouvements désordonnés, par des tremblements de bras et de jambes, la crispation des lèvres, l'altération des traits. Les convulsions sont le produit d'une maladie qui a son siége dans le cerveau, ou d'une inflammation dans le canal digestif, ou de la présence des vers dans les intestins. Quelquefois elles sont purement nerveuses ou occasionnées par une alimentation qui n'est pas en rapport avec les facultés digestives de l'enfant. *Pour le traitement*, voyez : potion, 95; tilleul, 237; valériane, 245; oranger, 188.

**COQUELUCHE.** On appelle *coqueluche* une toux convulsive qui revient à des intervalles plus ou moins éloignés, nommés quintes; elle attaque surtout les enfants jusqu'à la seconde dentition. Elle est souvent épidémique, et son caractère contagieux est généralement reconnu aujourd'hui. La coqueluche est une maladie peu dangereuse, à moins qu'elle ne se prolonge indéfiniment. La durée est de six semaines à cinq ou six mois. Quand elle a duré longtemps, elle laisse après elle un profond épuisement. C'est donc à tort qu'on affecte une grande sécurité à l'égard des enfants qui en sont atteints, et qu'on se contente de dire : Il n'y a rien à faire. Cette maladie si pénible, si douloureuse, demande, au contraire, des soins minutieux. *Pour le traitement*, voyez : ail, 57; coquelicot, 113; douce-amère, 118; marrube, 162; sirop de navet, 182; pomme de terre, 208, thym-serpolet, 240.

**CORS AUX PIEDS**, voyez : ail, 58; joubarbe, 146; lierre, 154; saule blanc, 228; souci, 233.

**CORYZA.** Inflammation des fosses nasales. (Voyez Rhume de cerveau.)

**COUPS VIOLENTS.** Résultat du choc de deux corps. Voyez : cerfeuil, 92; lierre terrestre, 155; millefeuille, 175; verveine, 248.

**COUPURE.** Plaie faite par un instrument tranchant, tel qu'un couteau, un canif, un rasoir, etc. *Pour le traitement,* voyez : joubarbe, 146; lis blanc, 159; menthe, 171.

**CRACHEMENT DE SANG.** (Voyez Hématurie.)

**CRAMPES D'ESTOMAC.** (Voyez Gastralgie.)

**CROUTES DE LAIT.** (Voyez Gourme.)

**DANSE DE SAINT-GUY.** (Voyez Chorée.)

**DARTRES.** Le mot *dartres* est une expression générique servant à désigner une multitude d'affections de la peau. Les *dartres farineuses* sont formées par des pustules presque imperceptibles qui, par leur réunion, forment des taches rouges ou brunes et qui se couvrent d'une espèce de farine écailleuse et blanchâtre. Les *dartres vives* se couvrent de croûtes humides qui tombent facilement et laissent des impressions à la peau. Quelle que soit la nature des dartres, leur principe est toujours un vice constitutionnel, une altération particulière des solides et des humeurs. *Pour le traitement,* voyez : bardane, 71 ; remède, 72; bouillon blanc, 76; carotte, 87; cerfeuil, 93; chélidoine, 97; chicorée sauvage, 99; citronnier, 105; cochléaria, 107; douce amère, 119; fumeterre, 131; guimauve, 137; morelle noire, 178; moutarde blanche, 178; sirop, 184; patience, 199; pensée sauvage, 201; saponaire, 225; trèfle d'eau, 241.

**DÉBILITÉ.** Faiblesse. *Débilité générale, Débilité de l'estomac et des voies digestives.* (Voyez Atonie.)

**DÉCOCTION.** Opération qui consiste à faire bouillir des substances médicamenteuses dans l'eau. On se sert de plusieurs espèces de racines, d'herbes, de fleurs, de fruits, de semences appropriées aux maladies pour lesquelles on les a prescrites.

**DÉLIRE.** Désordre des facultés intellectuelles avec ou sans altération des facultés morales. Souvent il apparaît comme un symptôme dans les maladies graves. *Pour le traitement,* voyez : joubarbe, 146.

**DÉMANGEAISONS.** Les démangeaisons que les médecins appellent *prurit*, sont dues à une surexcitation de la peau qui se développe tantôt spontanément, tantôt périodiquement. Voyez : bouillon blanc, 76 ; saponaire, 226.

**DÉPURATIFS.** Médicaments regardés comme propres à enlever à la masse du sang et des humeurs, les principes qui en altèrent la pureté; la chicorée sauvage, la douce amère, la fumeterre, la moutarde blanche, la patience, la pensée sauvage, le pissenlit, la scabieuse, sont des plantes *dépuratives*.

**DÉTERSIFS.** On donne ce nom aux topiques propres à nettoyer les plaies et les ulcères.

**DIAPHORÉTIQUES.** Médicaments qui ont la propriété de favoriser la transpiration, tels que la bourrache, la fleur de sureau, les boissons chaudes un peu aromatiques. (Voyez Sudorifiques.)

**DIARRHÉE.** Diarrhée et dévoiement sont synonymes. On donne ce nom à des évacuations alvines, abondantes, liquides et plus ou moins abondantes chaque jour. Elles sont sans douleurs ou accompagnées d'épreintes et de gargouillements, tantôt elles sont passagères et de courte durée; tantôt passant à l'état chronique, elles persistent pendant des mois et même des années. *Diarrhée avec irritation*, voyez : bouillon blanc, 76; épinards, 120; guimauve, 137 ; mauve, 164 ; pavot, 200 ; pomme de terre, 208 ; réglisse, 214. *Diarrhée sans irritation*, voyez : sirop, 217 ; coignassier, 109 ; consoude, 111. *Diarrhée chronique*, voyez : argentine, 64 ; benoîte, 73 ; bistorte, 74 ; camomille, 83 ; chêne, 97 ; fraisier, 125 ; mûrier noir, 181 ; ronce, 220 ; rosier, 222 ; sirop, 222; sureau, 234 ; tilleul, 237. *Diarrhée par atonie*, voyez : aunée, 68 ; gentiane, 135. *Diarrhée des enfants à la mamelle*, voyez : sauge, 227.

**DIGESTIONS DIFFICILES.** (Voyez Dyspepsie.)

**DIURÉTIQUES.** Médicaments ou boissons qui ont la propriété d'augmenter les sécrétions de l'urine. L'ache, l'asperge, l'aunée, le caille-lait, le carvi, le citronnier, le fraisier, l'hysope, l'origan, l'orge, l'oseille, la pariétaire, le pissenlit, la réglisse, la sauge sont des plantes diurétiques.

**DOULEUR D'OREILLE.** (Voyez Otalgie.)

**DOULEUR DE TÊTE.** (Voyez Migraine.)

**DRASTIQUES.** Nom donné aux purgatifs les plus énergiques.

**DYSPEPSIE.** Difficulté de digérer. Dyspepsie ne signifie pas seulement une mauvaise digestion, mais l'habitude de mauvaises digestions. Cette affection peut avoir pour cause : la faiblesse des organes digestifs, les grands chagrins, les tourments d'esprit, les études forcées, les excès, l'abus des liqueurs spiritueuses, le séjour dans un air froid et humide sans prendre d'exercice.

*Dyspepsie par atonie.* Voyez : absinthe, 51 ; sirop, 53; ail, 57; vin d'angélique, 61 ; camomille, 83, centaurée, 91 ; chêne, 98; gentiane, 135; houblon, 142; mélisse, 168; moutarde blanche, 178; moutarde noire, 179; romarin, 218 ; laurier, 149; rhubarbe, 216 ; sauge, 226.

*Dyspepsie nerveuse.* Voyez : oranger, 188.

*Dyspepsie accompagnée de flatuosités.* Voyez : anis, 63; fenouil, 123; carvi, 88.

*Dyspepsie par irritation inflammatoire.* Voyez : mauve, 164 ; guimauve, 137; chicorée, 99 ; les émollients.

**DYSSENTERIE.** La dyssenterie ressemble beaucoup, au début, à la diarrhée, mais bientôt elle présente d'autres symptômes, et est caractérisée par un resserrement douloureux au fondement accompagné de chaleur et de cuisson, et par des besoins continuels d'aller à la selle, sans qu'il y ait de véritables déjections. Le malade éprouve des coliques violentes, des envies de vomir et il ne rend qu'un peu de liquide ou quelques mucosités mêlées de sang ou de glaires.

*Pour le traitement pendant l'irritation,* voyez : bouillon blanc, 76 , remède, 77 ; tisane, 81 ; guimauve, 137; lin, 156; mauve, 164; grande consoude, 111.

*Après l'irritation ou à l'état chronique,* voyez : citronnier, 105; épine-vinette, 121 ; remède, 188 ; oranger, 188; quintefeuille, 212; benoîte, 73; bistorte, 74; coignassier, 109; fraisier, 125; marrube, 162 ; renouée, 216 ; ronce, 220 ; saule blanc, 228 ; sureau, 234. *Dyssenterie épidémique.* Voyez : millefeuille, 175.

**DYSURIE.** (Voyez Rétention d'urine.)

**ÉCORCHURE.** Solution de continuité superficielle de la peau, produite par le frottement d'un corps rude ou aigu. Voyez hysope, 144.

**ÉDULCORER.** Ajouter une certaine quantité de sucre, de miel ou de sirop à une infusion ou une décoction, lorsqu'on veut l'adoucir ou en masquer la saveur désagréable.

**ÉMOLLIENTS.** On donne le nom d'émollients aux médicaments qui relâchent, ramollissent les parties enflammées : le bouillon blanc, la bourrache, la carotte, le chiendent, la laitue, le lin, le lis blanc, la guimauve, la mauve, le mélilot, la mercuriale, le navet, l'orge, la poirée, la réglisse, la violette, sont des plantes *émollientes*.

**ENFLURE.** Augmentation du volume d'une partie ou de la totalité du corps. Voyez : cresson, 117; fumigation, 153.

**ENFLURE DES JAMBES.** Voyez fomentation, 53, 158.

**ENGELURE.** Gonflement inflammatoire de la peau occupant surtout les doigts, les orteils, le talon. *Pour le traitement*, voyez : lavande, 152 ; lis blanc, 159 ; navet, 182.

**ENGORGEMENT DES MAMELLES.** Voyez : ache, 56; anis, 63 ; carotte, 87 ; cerfeuil, 92 ; cataplasme, 120 ; mercuriale, 174; persil, 203.

**ENROUEMENT.** Etat de la voix lorsqu'elle est voilée, rauque; c'est un léger degré de l'extinction de voix. *Pour le traitement*, voyez : chou, 103; sirop, 104; houblon, 142; pommier, 209; raifort, 213.

**ENTÉRITE.** Inflammation des intestins. *Pour le traitement*, voyez : épinard, 120; figuier, 124 ; guimauve, 137 ; laitue, 148; lin, 136 ; lavements, 106, 158, 201 ; remède, 195; poirée, 207; poireau, 206; vigne, 249.

**ENTORSE.** L'entorse qu'on nomme vulgairement *foulure* consiste dans un tiraillement violent et même parfois dans la rupture des ligaments qui entourent les articulations.

*Pour le traitement*, voyez : aigremoine, 56; lavande, 151; sauge, 227; remède, 112; liniment, 158 ; tanaisie, 237.

**ÉPILEPSIE** (HAUT-MAL, MAL CADUC). Affection chronique et périodique, qui consiste dans la perte subite de connaissance et de sentiment, accompagnée de mouvements convulsifs. Voyez : armoise, 65 ; mélisse, 168 ; romarin, 218 ; remède, 235; valériane, 245.

**ERUPTION.** Apparition à la peau de taches, de pustules, de boutons. Voyez : chicorée sauvage, 99 ; hysope, 143.

**ERYSIPÈLE.** Inflammation superficielle de la peau accompagnée de chaleur, de cuisson et d'une sensation de brûlure. *Pour le traitement*, voyez : froment, 128 ; laitue, 149 ; morelle noire, 178 ; sureau, 234.

**ESQUINANCIE.** (Voyez Angine.)

**ETOUFFEMENTS.** Ils peuvent provenir d'une affection du cœur (voyez Palpitations), d'une digestion difficile, d'une influence nerveuse des viscères du bas ventre, d'un état anormal de l'appareil digestif. *Pour le traitement*, voyez : camomille, 83 ; lierre-terrestre, 155 ; rosier à cent feuilles, 223.

**ETOURDISSEMENT.** Etat de trouble dans lequel les objets semblent tourner autour de nous. *Etourdissement sanguin*, voyez les Rubéfiants et les Purgatifs. *Etourdissement nerveux*, voyez Mélisse.

**EVANOUISSEMENT.** (Voyez Syncope.)

**EXCITANTS.** Substances propres à donner aux organes affaiblis une nouvelle activité. Les excitants prennent le nom de stomachiques, s'ils activent les fonctions de l'estomac; ils prennent le nom d'emménagogues s'ils provoquent les menstrues.

**EXPECTORANTS.** Médicaments qui provoquent la sortie des crachats et des humeurs contenus dans les poumons. L'ache, l'aunée, la bourrache, le capillaire, le chou rouge, l'hysope, le lierre-terrestre, le marrube, l'origan, la pulmonaire, le serpolet, le tussilage, sont des plantes *expectorantes*.

**EXTINCTION DE VOIX.** Cette affection que les médecins appellent *aphonie*, est la perte complète ou incomplète de la voix, qui est tantôt voilée, tantôt tellement basse qu'on l'entend à peine. *Pour le traitement*, voyez : remède, 87 ; sirop, 104 ; poireau, 206.

**FAIBLESSE.** (Voyez Atonie.)

**FÉBRIFUGE.** Qui chasse la fièvre, qui empêche le retour

de ses accès. L'absinthe, la camomille, la centaurée, le chêne, la gentiane, etc., sont des plantes *fébrifuges*.

**FIÈVRE.** De toutes les maladies qui affligent l'espèce humaine, les deux tiers sont fébriles, c'est-à-dire avec fièvre. On s'accorde généralement aujourd'hui à reconnaître trois espèces de fièvres. 1° La *fièvre simple*, qui accompagne une maladie bien caractérisée, comme la pleurésie; 2° les *fièvres continues*, qui, bien que recevant leur nom de la partie malade, en deviennent cependant le caractère dominant, comme la fièvre *inflammatoire*, *bilieuse*, *cérébrale*, *typhoïde*; 3° les *fièvres intermittentes*, qui présentent des accès composés de frisson, de chaleur et de sueur avec des intervalles sans fièvre.

*Fièvres continues*. 1° La *fièvre inflammatoire* est regardée comme le résultat de l'irritation des vaisseaux sanguins; elle attaque ordinairement les sujets sanguins, sains et robustes. *Pour le traitement*, voyez : cerisier, 94; citronnier, 105; épine-vinette, 121; tisane, 190. 2° La *fièvre bilieuse* se manifeste par un dégoût marqué pour les aliments, une constipation opiniâtre ou une diarrhée de matières verdâtres. Voyez : oseille, 195; pommier, 209. 3° *Fièvres éruptives*. Le groupe des fièvres éruptives se compose de la rougeole, de la scarlatine, de la petite vérole (voyez ces mots). 4° La *fièvre typhoïde* qu'on appelle aussi putride, maligne, consiste dans une affection primitive des follicules de l'intestin grêle et de ses ganglions et dans une altération du sang. Voyez : citronnier, 105; épine-vinette, 121; froment, 128; menthe, 170; moutarde noire, 180.

*Fièvres intermittentes*. Elles se caractérisent par des accès qui reviennent périodiquement à des jours et à des heures fixes et à des intervalles irréguliers. *Pour le traitement*, voyez : absinthe, 51; vin d'absinthe, 53; ache, 54; ail, 57; angélique, 61; camomille, 83; centaurée, 91; chêne, 97; chicorée sauvage, 99; fenouil, 123; frêne, 127; vin de genièvre, 133; houblon, 142; marronnier d'Inde, 160; menthe, 171; moutarde noire, 179; quintefeuille, 212; vin de sauge, 227; vin fébrifurge, 229; tanaisie, 236. *Fièvres tierces* dont les accès se reproduisent tous les deux jours, voyez : cassis, 89; coriandre, 115; gentiane, 135; marrube, 162. *Fièvres quartes* dont les accès se reproduisent toutes les soixante-douze heures, voyez : cassis, 89; cochléaria, 107; coriandre, 115; tisane, 126; gentiane, 135.

**FLATUOSITÉS** (ou VENTS). Gaz développés dans l'intérieur du corps, particulièrement dans les intestins. *Pour le traitement*, voyez : anis, 63 ; aunée, 68 ; camomille, 83 ; fenouil, 123 ; gentiane, 135 ; hysope, 145 ; laitue, 148 ; laurier, 149 ; lavande, 151 ; lavement, 166 ; menthe, 170 ; oranger, 188 ; origan, 191 ; sauge, 216 ; thym-serpolet, 240 ; valériane, 245.

**FLUEURS BLANCHES** (ou LEUCORRHÉE). Ecoulement ou pertes en blanc auxquels sont fréquemment sujettes les femmes particulièrement dans la période de la vie qui sépare l'enfance de la jeunesse. *Pour le traitement*, voyez : aigremoine, 55 ; argentine, 64 ; absinthe, 51 ; aunée, 68 ; bistorte, 74 ; chêne, 97-98 ; genévrier, 132 ; houblon, 142 ; marrube, 162 ; millepertuis, 176 ; morelle, 178 ; noyer, 185 ; remède, 196 ; plantain, 205 ; romarin, 218 ; ronce, 220 ; rosier, 222 ; saule blanc, 228 ; thym-serpolet, 240.

**FLUX DE SANG.** (Voyez Dyssenterie.)

**FLUXION DE POITRINE.** La fluxion de poitrine à laquelle les médecins donnent le nom de *pneumonie* ou celui de *péripneumonie*, est une maladie inflammatoire des tissus du poumon. Ses symptômes et ceux de la pleurésie sont à peu près les mêmes : fièvre interne, douleurs dans l'un des côtés de la poitrine, toux sèche ou avec des crachats muqueux souvent mêlés de sang, respiration gênée, visage rouge et animé, soif plus ou moins ardente, douleur de tête violente, sécheresse de la bouche. Les causes de cette maladie peuvent être un refroidissement, la fatigue, l'excès de travail, les émotions morales.

*Traitement*. Cette affection grave exige, dès le début, les soins d'un médecin. Voyez : bourrache, 77 ; lin, 156 ; recette, 183 ; sirop, 215 ; les adoucissants et les expectorants.

**FOMENTATION.** Application à chaud d'une décoction de plantes sur une partie du corps, au moyen d'une éponge, d'un morceau de flanelle ou de linge, pour entretenir ou rappeler la chaleur à la surface. *Fomentation émolliente* (voyez Emollient). *Fomentation astringente* (voyez Astringent). *Fomentation contre l'enflure des jambes*, 53, 158. — *contre l'inflammation du bas ventre*, 158. — *contre le squirre*, 198. — *contre les rougeurs du visage, boutons*, etc., 235.

**FRICTIONS.** Action de frotter le corps ou quelques parties du corps; il y a des frictions sèches et des frictions humides : les premières se font avec les mains, soit nues, soit recouvertes avec une étoffe de chanvre ou de laine; elles sont un puissant moyen d'exciter les fonctions de la peau; les frictions humides se font avec des substances liquides et molles, des décoctions de plantes, des corps gras.

**FUMIGATION.** Action de faire recevoir au corps ou à quelque partie du corps, la fumée ou la vapeur d'une plante quelconque pour y déterminer un effet qui varie suivant la nature de la plante. Fumigation stimulante et tonique, 133. — contre les hémorroïdes, 76. — contre l'hydrocèle, 192.

**FURONCLE** (ou CLOU). Petite tumeur dure, circonscrite, très-rouge, due à l'inflammation. Les causes du furoncle sont rarement locales; il paraît tenir à une mauvaise disposition de l'estomac, et se termine presque nécessairement par une suppuration qui entraîne le bourbillon. *Pour le traitement,* voyez : bouillon blanc, 76; brunelle, 79; laitue, 149; lis blanc, 159; mauve, 164; morelle noire, 178; oignon, 187.

Lorsque les furoncles se succèdent continuellement, ils doivent être combattus par des purgatifs (voyez ce mot).

**GALE.** La gale est une éruption contagieuse qui se communique par le contact immédiat d'une personne atteinte de cette maladie, ou par le contact de ses vêtements ou d'autres objets qu'elle aurait touchés. Cette éruption consiste en de petites pustules à bords rougeâtres, contenant une sérosité limpide, qui paraissent d'abord et de préférence entre les doigts, aux mains, aux pieds et sur le ventre, et causent de vives démangeaisons, surtout quand on se gratte et sous l'influence de la chaleur du lit. *Pour le traitement*, voyez : ail, 58; aunée, 68; pommade, 68; remède, 72; douce amère, 119; fumeterre, 131; houblon, 142; lierre, 153; menthe, 171; patience, 199; rue, 224; scabieuse, 229; thym, 239; thym-serpolet, 240.

**GANGRÈNE.** La gangrène est la mort des tissus; privés de vie, ils tombent en décomposition et en putréfaction et sont remplacés par une plaie hideuse qui gagne incessamment en largeur et en profondeur, au point de détruire un membre tout entier. *Pour le traitement,* voyez : eau vulnéraire, 80; chêne, 98; joubarbe, 147; marrube, 162.

**GARGARISME.** Infusion ou décoction de plantes préparée pour laver la gorge et le gosier. Les gargarismes peuvent être adoucissants, astringents, stimulants; ils prennent le nom de *collutoires* lorsqu'ils sont destinés aux affections des gencives. *Gargarisme* contre le scorbut, 56. — pour nettoyer les ulcères de la gorge, 56. — contre le mal de gorge, 98. — contre l'inflammation du gosier, 190. — contre le relâchement de la luette, 206. — contre la paralysie de la langue, 239.

**GASTRALGIE.** Douleurs d'estomac que l'on attribue à un état nerveux particulier: cette affection est ordinairement caractérisée par des besoins qui simulent le sentiment de la faim, par des tiraillements et une sorte de défaillance. *Pour le traitement,* voyez: anis, 63; caille-lait, 82; camomille, 83; citronnier, 105; hysope, 143; laurier, 150; marrube, 162; menthe, 171; tanaisie, 236; thym-serpolet, 240; valériane, 245.

**GASTRITE.** Inflammation aiguë ou chronique de la surface interne de l'estomac, reconnaissant pour causes ordinaires les aliments irritants, les excès de boissons spiritueuses ou glacées, les indigestions répétées; elle s'annonce ordinairement par de la chaleur, une soif habituelle, peu ou point d'appétit, une sensibilité prononcée au creux de l'estomac, une digestion lente et difficile, un goût salé dans la bouche. *Pour le traitement,* voyez: cerisier, 94; guimauve, 137; laitue, 148; lin, 156; mauve, 164; oseille, 195; pommier, 209.

**GENCIVES** (MALADIES DES). *Gencives relâchées,* voyez: bistorte, 75; brunelle, 79; chêne, 98; citronnier, 105. *Gencives gonflées,* voyez: figuier, 124; remède, 219; ronce, 220; cochléaria, 108. *Gencives ulcérées,* voyez: rue, 223; sauge, 227; scabieuse, 229.

**GERÇURE DU SEIN.** Voyez: carotte, 87; grande consoude, 111.

**GLAIRES.** Humeur gluante, visqueuse, engendrée dans les intestins, dans l'estomac, ou dans toute autre partie du corps, par une cause morbifique. *Pour le traitement,* voyez: patience, 199; saponaire, 225; vin de santé, 93.

**GONFLEMENT DES ARTICULATIONS**. Voyez chou, 103.

**GOURME** (ou CROUTES DE LAIT). Eruption de boutons auxquels succèdent des croûtes jaunâtres qui s'observent à la tête des jeunes enfants. *Traitement*. Cette affection ne doit pas être attaquée trop brusquement ; on a des exemples d'accidents mortels survenus à la suite de ces guérisons précipitées. Il faut couper les cheveux aussi courts que possible; tenir les petits malades dans un grand état de propreté, laver plusieurs fois par jour leur tête avec des décoctions de racine de guimauve, passer sur la tête une brosse douce. Pour les boissons à prendre, voyez chou, 103 ; sirop de fumeterre, 131 ; pensée sauvage, 202.

**GOUTTE**. Cette maladie consiste dans un gonflement inflammatoire des articulations, accompagné de douleurs très-violentes. Les excès de table, ceux de l'amour et l'oisiveté sont les causes les plus communes de la goutte. *Pour le traitement*, voyez : ail, 58 ; angélique, 61 ; bardane, 71 ; camomille, 84 ; remède, 90 ; chou, 103 ; grande consoude, 111 ; fumeterre, 131 ; genévrier, 133 ; houblon, 142 ; mélisse, 168 ; sirop, 174 ; moutarde noire, 180 ; saponaire, 225 ; sauge, 227 ; trèfle d'eau, 241.

**GRAVELLE**. Maladie produite par de petites concrétions semblables à du sable qui se forment dans les reins, se disséminent dans les voies urinaires et sont expulsées par les urines. *Pour le traitement*, voyez : cerisier, 93 ; chiendent, 101 ; remède, 102 ; genévrier, 133 ; hysope, 144 ; oignon, 187 ; pariétaire, 197 ; pissenlit, 204 ; pomme de terre, 208 ; pommier, 209.

**GRIPPE**. La grippe est tout simplement une bronchite ou catarrhe épidémique ; ses causes les plus probables sont les variations brusques de l'atmosphère, le passage du froid à la chaleur ; cette affection, quoique peu grave, fait beaucoup souffrir les malades ; ils éprouvent un sentiment de brisement dans les membres, des maux de gorge. Le *traitement* de la grippe consiste, comme celui de la bronchite, en infusions pectorales. (Voyez Bronchite, Rhume, Catarrhe.)

**HÉMATURIE** (PISSEMENT DE SANG). Hémorrhagie de la membrane muqueuse des voies urinaires. L'hématurie peut avoir son siége dans les reins, dans la vessie, dans le canal de l'urètre. *Pour le traitement*, voyez : grande consoude, 111 ; fraisier, 125.

**HÉMOPTYSIE** (CRACHEMENT DE SANG). Hémorrhagie de la membrane muqueuse pulmonaire. *Pour le traitement,* voyez: aigremoine, 56; avoine, 69; bardane, 71; bouillon blanc, 76; chêne, 97; cochléaria, 107; coignassier, 109; grande consoude, 111; sirop, 112; houblon, 142; mûrier noir, 181; orge, 190; ortie, 193; potion, 194; pulmonaire, 211; saule blanc, 228; véronique, 247.

**HÉMORRHAGIE.** Ecoulement d'une quantité notable de sang, soit par la rupture de quelque vaisseau, soit par voie d'exhalation. Les hémorrhagies prennent différents noms, selon le lieu où elles prennent naissance.

*Hémorrhagies actives.* Elles proviennent d'une grande impétuosité de sang, et sont communément accompagnées de fièvre; elles ont souvent pour cause l'engorgement des vaisseaux sanguins. *Pour le traitement,* voyez: guimauve, 137; lin, 156.

*Hémorrhagies passives.* Elles ont pour cause la faiblesse ou le relâchement des vaisseaux, et ne donnent lieu à aucun sentiment de chaleur comme les hémorrhagies actives; elles viennent souvent à la suite de longues maladies. *Pour le traitement,* voyez: argentine, 64; chêne, 97; ortie, 194; quintefeuille, 212; rosier, 222; saule blanc, 228.

*Hémorrhagies utérines.* Evacuations sanguines qui se font par le vagin hors le temps des règles, et qu'il ne faut pas confondre avec l'écoulement excessif des règles. *Pour le traitement,* voyez: noyer, 185; vigne, 248.

*Hémorrhagie du nez*, voyez: argentine, 64; injection, 98; ortie, 194; thym-serpolet, 240; vigne, 248.

**HÉMORROÏDES.** Maladie caractérisée par un flux sanguin à l'extrémité du rectum, avec production de tumeurs sanguines dans cette partie. *Pour le traitement,* voyez: bouillon blanc, 76; fumigation, 76; cerfeuil, 93; camomille, 84; coignassier, 109; épinard, 121; morelle, 177; oignon, 187; orpin, 193; rhubarbe, 216; scrofulaire, 231.

**HÉPATITE.** Inflammation du foie; voyez: cerfeuil, 92.

**HERNIE** (ou DESCENTE.) *Traitement.* La faire réduire par un médecin et la maintenir par un bandage, voyez: mauve, 164; lavement, 224.—*Hernie des enfants,* voyez: sceau de Salomon.

**HOQUET.** Affection spasmodique ou convulsion de l'estomac. Voyez : menthe, 170 ; valériane, 245.

**HUMEURS FROIDES.** (Voyez Scrofules.)

**HYDROCÈLE.** Tumeur formée dans le scrotum par un amas de sérosité, voyez : fomentation, 192.

**HYDROPISIE.** On appelle ainsi l'amas d'un fluide séreux ou aqueux, dans le tissu cellulaire ou dans les différentes cavités du corps. *Pour le traitement*, voyez : ail, 58 ; argentine, 64 ; buglosse, 81 ; cassis, 89 ; cerfeuil, 92 ; cochléaria, 107 ; cresson, 117 ; genévrier, 133 ; julienne, 148 ; moutarde noire, 179 ; sirop, 184 ; pariétaire, 197 ; persil, 203 ; raifort, 215.

**HYPOCONDRIE.** L'hypocondrie est caractérisée au moral par une propension habituelle à la tristesse, un goût prononcé pour la solitude, une préoccupation continuelle sur l'existence imaginaire de maladies. *Pour le traitement*, voyez : camomille, 85 ; marrube, 162 ; mélisse, 168 ; menthe, 170 ; moutarde blanche, 178 ; moutarde noire, 179 ; tilleul, 237 ; valériane, 245.

**HYSTÉRIE.** Maladie propre à la femme paraissant avoir son point de départ dans la matrice. Elle se manifeste chez les femmes douées d'un tempérament nerveux, exalté par un amour contrarié, ou par l'influence de lectures licencieuses. *Pour le traitement*, voyez : armoise, 65 ; camomille, 85 ; chicorée sauvage, 100 ; marrube, 162 ; mélisse, 168 ; menthe, 170 ; romarin, 219 ; saponaire, 225 ; souci, 232 ; tilleul, 237 ; valériane, 245.

**INAPPÉTENCE.** Défaut d'appétit. Voyez : camomille, 85 ; vin de santé, 95 ; hysope, 143 ; laurier, 149 ; lavande, 151 ; moutarde blanche, 178 ; moutarde noire, 179 ; pissenlit, 204.

**INCONTINENCE D'URINE.** Écoulement involontaire et ordinairement non douloureux de l'urine par les voies naturelles. — *par irritation de la vessie.* Cataplasmes émollients sur le bas-ventre. — *par atonie* (c'est le cas le plus fréquent). Frictions aromatiques, bains froids ; voyez : chêne, 97.

**INDIGESTION.** Trouble passager et subit des fonctions digestives, qui survient ordinairement quelques heures après l'ingestion d'aliments trop copieux ou de mauvaise qualité, ou sous l'influence d'une cause étrangère, telles que l'action du froid, une vive affliction morale, etc. *Pour le traitement*, voyez : aunée, 68 ; camomille, 83 ; lavande, 151, 152 ; mélisse, 168 ; menthe, 170 ; sauge, 226 ; tilleul, 237 ; thym-serpolet, 240. (Voyez Dyspepsie.)

**INFLAMMATION DE LA BOUCHE.** Voyez : gargarisme, 190 ; guimauve, 137 ; ronce, 220. (Voyez Aphthes.)

**INFLAMMATION DE LA GORGE.** (Voyez Angine.)

**INFLAMMATION DE LA MATRICE ET DES PARTIES GÉNITALES.** Voyez : mélilot, 166 ; pavot, 201.

**INFLAMMATION DE LA PEAU.** Voyez : guimauve, 137 ; morelle noire, 178 ; pavot, 200 ; sureau, 234.

**INFLAMMATION DE L'ESTOMAC ET DU TUBE DIGESTIF**, voyez : avoine, 69 ; lait d'amande, 59 ; bouillon blanc, 76 ; cerfeuil, 92 ; cerisier, 94 ; chiendent, 101 ; citrouille, 106 ; épinard, 120 ; figuier, 124 ; guimauve, 137 ; laitue, 148 ; lin, 156 ; oseille, 193 ; violette, 250.

**INFLAMMATION DES INTESTINS.** (Voyez Entérite.)

**INFLAMMATION DES REINS, DE LA VESSIE ET DES VOIES URINAIRES.** Voyez : bouillon blanc, 76 ; bourrache, 78 ; cerfeuil, 92 ; chanvre, 96 ; chiendent, 101 ; citrouille, 106 ; coignassier, 109 ; genévrier, 132 ; lin, 156 ; mauve, 164 ; navet, 182 ; orge, 189 ; réglisse, 214 ; violette, 250.

**INFLAMMATION DES YEUX.** (Voyez Ophthalmie.)

**INFLAMMATION ET IRRITATION DE LA POITRINE.** Voyez : bouillon blanc, 76 ; bourrache, 77 ; tisane, 78, 86 ; capillaire, 85 ; sirop, 99 ; chicorée sauvage, 100 ; coquelicot, 113 ; figuier, 124 ; crème d'orge, 191 ; fraisier, 125 ; oignon, 187 ; poireau, 206 ; pulmonaire ; 210 ; remède, 211 ; tussilage, 343 ; violette, 250.

**INFUSION.** Opération qui consiste à verser un liquide bouillant sur une plante ou autres substances, dont on veut extraire les principes médicamenteux. Quelquefois, au lieu de verser le liquide sur la substance médicale, on fait l'infusion en jetant cette substance dans l'eau bouillante, en ayant soin de retirer aussitôt le vase du feu et de bien le couvrir. *Infusion aqueuse*, dans l'eau. — *Infusion vineuse*, dans le vin.

**INJECTION.** Action d'introduire avec une pompe foulante, une seringue, un liquide dans une cavité du corps. – *Injection* contre les hémorrhagies du nez, 98; — contre le mal d'oreille, 177.

**INSOMNIE.** L'insomnie est l'impossibilité de dormir. Elle peut devenir un mal très-pénible, qui dure des mois, des années. *Pour le traitement*, bains simples, voyez : coquelicot, 113; laitue, 148; les Antispasmodiques.

**JAUNISSE.** Maladie caractérisée par une couleur jaune plus ou moins foncée de la peau ou du blanc des yeux; elle est l'effet d'une maladie du foie ou tout simplement d'une perturbation nerveuse. *Pour le traitement*, voyez : absinthe, 51; argentine, 64; asperge, 66; carotte, 86, 87; cassis, 89; cerfeuil, 92; cerisier, 94; chanvre, 96; chiendent, 101; citronnier, 105; remède, 115; épine-vinette, 121; fraisier, 125; fumeterre, 131; gentiane, 135; marrube, 162; noyer, 185; patience, 199; persil, 203; pissenlit, 204; romarin, 219; saponaire, 225; souci, 232.

**LAIT.** *Pour en augmenter la sécrétion*, voyez : fenouil, 123. — *Pour le faire passer*, voyez : ache, 54; cerfeuil, 92; menthe, 171; mercuriale, 174; persil, 203. (Voyez Engorgement des mamelles.)

**LARYNGITE.** C'est l'inflammation du larynx. (Voyez Angine.)

**LAVEMENT.** Les lavements sont des médicaments liquides destinés à être injectés dans le gros intestin; ils s'administrent ordinairement chauds, mais à une température qui ne doit jamais passer 30° Réaumur. La composition et le volume des lavements sont différents selon la nature de la maladie et l'âge des malades : 120 grammes de liquide suffisent pour un petit enfant; 240 grammes pour un enfant de 7 à 12; enfin, 360 gr. pour un adulte. *Lavement vermifuge*, 52; — *contre les coliques*, 63, 84; — *rafraîchissant*, 106; — *contre le ténesme*, 138; — *contre l'inflammation des intestins*, 158; — *émollient et adoucissant*, 165; — *calmant*, 165; — *contre les vers des enfants*, 165;

— *carminatif*, 166 ; — *purgatif*, 190 ; — *contre la colique néphrétique*, 198 ; — *contre les hernies étranglées*, 224.

**LAXATIFS.** Médicaments qui purgent doucement, sans produire de secousse ni d'irritation dans le canal intestinal, comme le font la plupart des purgatifs ordinaires. Les plus employés en médecine sont : la manne, l'huile de ricin, les pruneaux.

**LEUCORRHÉE.** (Voyez Flueurs blanches.)

**LOTIONS.** Action de laver une partie quelconque du corps, en promenant sur la surface, un linge trempé dans un liquide, telles que l'eau simple froide ou chaude, une décoction ou toute autre liqueur plus ou moins composée, soit émolliente ou stimulante, soit astringente ou tonique.

**LOUPE.** Tumeur circonscrite sans douleur, sans chaleur et plus ou moins volumineuse. Voyez : pâquerette, 197.

**LUMBAGO** (MAL DE REINS). Douleur de la région des reins. (Voyez Rhumatisme.)

**MACÉRATION.** Opération qui consiste à laisser séjourner dans un liquide froid, une plante dont on veut extraire les principes solubles.

**MALADIE.** La maladie est un trouble accidentel, plus ou moins profond, qui se manifeste dans l'état des organes ou dans l'exercice de leurs fonctions. On appelle *maladies aiguës* les maladies graves dont l'invasion est brusque, la marche rapide et qui, en peu de temps, aboutissent à la guérison ou à la mort. On appelle *maladies chroniques* celles dont la durée est longue et dont les symptômes se développent et se succèdent avec lenteur.

**MALADIE DE POITRINE.** (Voyez Inflammation de poitrine, Catarrhe, Fluxion de poitrine, Phthisie pulmonaire.) Ache, 54; avoine, 69 ; sirop, 85 ; chou, 102 ; cresson, 117 ; guimauve, 137 ; lierre terrestre, 155; lin, 157 ; millepertuis, 176 ; navet, 182 ; recette, 183 ; crême d'orge, 191 ; poirée, 207 ; pulmonaire, 211; tussilage, 243 ; véronique, 247.

**MALADIE DES VOIES URINAIRES.** (Voyez Hématurie, Rétention d'urine.

**MALADIE DU FOIE.** (Voyez Obstruction.)

**MALADIES INFLAMMATOIRES.** (Voyez Inflammation.)

Lait d'amande, 60 ; figuier, 124 ; lin, 156 ; navet, 182 ; orge, 189 ; oseille, 195 ; réglisse, 214 ; vigne, 241.

**MALADIES DE LA PEAU.** Voyez : bardane, 71 ; chicorée sauvage, 99 ; cochléaria, 107 ; cresson, 116 ; douce amère, 119 ; fumeterre, 131 ; genévrier, 133 ; houblon, 142 ; tisane, 199 ; pensée sauvage, 201 ; pissenlit, 204 ; saponaire, 225 ; scabieuse 229.

**MASTICATOIRE.** Se dit des plantes qu'on mâche pour exciter l'excrétion de la salive ; telles sont les racines d'angélique, etc.

**MATURATIF.** Qui fait mûrir. Les *maturatifs* sont des topiques qu'on emploie pour hâter la suppuration d'une tumeur.

**MAUX DE DENTS.** (Voyez Odontalgie.)

**MAUX DE GORGE.** (Voyez Angine.)

**MÉLANCOLIE.** Etat habituel de tristesse. *Pour le traitement,* voyez : buglosse, 81 ; chicorée sauvage, 100 ; mélisse, 168. (Voyez Hypocondrie.)

**MÉNHORRHAGIE.** Ecoulement excessif des règles qu'il ne faut pas confondre avec l'hémorrhagie utérine qui est indépendante de la menstruation. *Pour le traitement,* voyez : noyer, 185.

**MENSTRUATION** (MENSTRUES, RÈGLES). Evacuation sanguine et périodique de l'utérus chez la femme pubère, c'est-à-dire, âgée de treize à seize ans. Cette éruption mensuelle cesse ordinairement vers l'âge de quarante-cinq ans. L'apparition des règles peut être retardée par deux causes : 1° parce que l'économie manque du degré de vitalité, d'énergie nécessaire à l'accomplissement de cette fonction ; 2° ou bien parce qu'il y a excès de cette vitalité ; le premier état constitue la chlorose, ou les pâles couleurs (voyez Chlorose) ; le second état qui se reconnaît à la coloration habituelle de la face, à un sentiment d'étouffement ou de gêne dans la respiration, à de fréquents maux de tête, à des saignements de nez, ne cède qu'aux bains tièdes, à une nourriture végétale, à des boissons rafraîchissantes, aux sangsues appliquées aux cuisses, aux bains de pieds sinapisés. L'absence des règles a pris le nom d'aménorrhée (voyez ce mot). Voyez : absinthe, 51 ; camomille, 83 ; menthe, 171 ; sauge, 226 ; souci, 232.

**MIGRAINE.** Mal de tête caractérisé par des douleurs lancinantes, vives, n'occupant le plus souvent qu'un côté de la tête, revenant à des intervalles plus ou moins éloignés, mais habituellement assez réguliers. *Traitement.* Se mettre lors des accès, au lit dans une chambre où ne pénètre qu'un demi jour; garder le repos le plus complet et placer sur le front des compresses trempées dans l'eau sédative. Voyez : décoction, 52; chou, 103; onguent, 126; joubarbe, 146; laitue, 148; lavande, 152; lierre-terrestre, 155; mélisse, 168; menthe, 170; oignon, 187; oranger, 188; romarin, 218; souci, 233; tilleul, 237; valériane, 245.

**MUGUET.** On appelle ainsi une inflammation épidémique et contagieuse de la surface interne de la bouche et de la gorge. Cette inflammation donne lieu à une infinité de petites plaies ou aphthes dans l'intérieur de la bouche. Elle n'atteint en général que les enfants en bas âge. *Pour le traitement,* voyez Aphthes.

**NAUSÉES.** Envie de vomir; c'est ce qu'on appelle *mal de cœur.* Voyez : citronnier, 105.

**NÉPHRITE.** Inflammation des reins accompagnée d'une douleur aiguë du côté malade, d'envie continuelle d'uriner, de constipation. *Pour le traitement.* Voyez : chiendent, 101; figuier, 124; guimauve, 137; mélilot, 166; orge, 190; réglisse, 214.

**NÉVRALGIE.** Etat morbide d'un nerf, caractérisé par une douleur ordinairement vive, déchirante. Voyez : armoise, 65; moutarde noire, 180; pomme de terre, 208.

**NÉVROSES.** Nom générique des maladies nerveuses. Voyez : angélique, 61; laitue, 148; saule blanc, 228; lavande, 151; oranger, 188; marrube, 162; millefeuille, 175; valériane, 244.

**OBSTRUCTIONS.** Engorgements, embarras qui se forment dans les vaisseaux; stagnation, rétention des humeurs, obstacle à leur cours. *Obstruction du foie et de la rate.* Voyez : absinthe, 51; asperge, 66; cassis, 89; centaurée, 91; cerfeuil, 92; cerisier, 94; chicorée sauvage, 100; cresson, 117; douce amère, 118; épine-vinette, 121; fraisier, 125; fumeterre, 131; marrube, 162; pariétaire, 197; persil, 203; saponaire, 225.

**ODONTALGIE.** Douleurs de dents, douleur aiguë, lancinante. *Pour le traitement,* voyez : recette, 108; guimauve, 137;

lierre, 154 ; millefeuille, 175 ; navet, 182 ; oignon, 187 ; remède, 219 ; thym, 239.

**OPHTHALMIE.** Terme générique par lequel on désigne toutes les maladies inflammatoires du globe de l'œil. *Pour le traitement,* voyez : cerfeuil, 93 ; framboisier, 127 ; guimauve, 137 ; laitue, 149 ; lin, 154 ; mauve, 164 ; mélilot, 165 ; noyer, 185 ; persil, 203 ; plantin, 205 ; rosier, 222 ; souci, 233 ; collyre, 235 ; tussilage, 245.

**OPPRESSION.** Le mot *oppression* désigne spécialement l'oppression de la poitrine. *Pour le traitement,* voyez : oranger, 188 ; lierre terrestre, 155.

**OREILLE.** — *Douleur nerveuse de l'oreille*, voyez : mauve, 164 ; remède, 160 ; injection, 177 ; verveine, 248. — *Tintement d'oreille,* voyez : hysope, 144. — *Bruissement d'oreille,* voyez : oignon, 187.

**OZÈNE.** Nez punais, ulcère des narines plus ou moins putride. Voyez : recette, 57 ; rue, 223.

**PALES COULEURS.** (Voyez Chlorose.)

**PALPITATIONS DU CŒUR.** On donne ce nom aux battements du cœur plus fréquents ou plus forts et plus étendus qu'ils ne doivent l'être. Les palpitations tiennent à une affection nerveuse. *Pour le traitement*, voyez : asperges, 64 ; sirop, 67 ; buglosse, 81 ; cochléaria, 107 ; lait d'amandes, 60 ; citronnier, 105 ; menthe, 171 ; remède, 169 ; oranger, 188 ; valériane, 245.

**PANARIS** (Mal d'aventure). Tumeur phlegmoneuse accompagnée d'une douleur vive, qui survient à l'extrémité des doigts, et produite quelquefois par un coup, par une piqûre ou par l'arrachement de ces pellicules appelées *envies. Pour le traitement,* voyez : bouillon-blanc, 76 ; cassis, 89 ; lis blanc, 159 ; mauve, 164 ; morelle, 178 ; oignon, 187 ; sceau de Salomon, 231. Inciser la tumeur.

**PARALYSIE.** Suppression plus ou moins complète de la sensibilité, c'est-à-dire de la faculté de sentir et de se mouvoir. *Pour le traitement,* voyez : angélique, 61 ; cochléaria, 107 ; lavande, 152 ; mélisse, 168 ; menthe, 170 ; moutarde noire, 179 ; ortie, 194 ; vin aromatique, 219 ; sauge, 227. — *Paralysie de la langue :* gargarisme, 239.

**PECTORAL** (bon pour la poitrine). On appelle plantes *pectorales* celles que l'on regarde comme propres à combattre les affections des poumons, telles que la capillaire, la guimauve, le lierre terrestre, la mauve, la réglisse, la violette, etc. Les quatre fleurs pectorales sont les fleurs de mauve, de violette, de bouillon-blanc, de coquelicot.

**PERTES.** C'est le nom qu'on donne aux règles immodérées, et aux hémorrhagies utérines. (Voyez Hémorrhagie utérine, Ménorrhagie.)

**PETITE VÉROLE.** Maladie contagieuse des plus dangereuses. Elle se déclare ordinairement sous la forme épidémique; sa nature n'est autre qu'un empoisonnement par le principe contagieux. *Traitement* : Ne pas s'opposer à l'arrivée d'un air frais : la température de la chambre doit être telle que le malade n'éprouve pas une chaleur trop forte. Tenir le ventre libre à l'aide de purgations douces; changer souvent de linge de corps et de draps de lit. Voyez : bourrache, 77 ; fenouil, 123; figuier, 124; mauve, 164.

**PHLEGMON.** Tumeur inflammatoire du tissu cellulaire : le panaris et le furoncle sont de petits phlegmons; ils se terminent par la résolution ou la suppuration. Lorsque l'abcès est formé, inciser pour donner issue au pus. (Voyez Abcès, Furoncle, Panaris.)

**PHTHISIE PULMONAIRE.** Maladie des poumons caractérisée par la toux, les crachats purulents, un amaigrissement qui fait de rapides progrès, une grande gêne dans la respiration, une fièvre lente et continuelle. *Pour le traitement,* voyez : chou, 103; lierre terrestre, 153; lin, 157; millepertuis, 176; oignon, 187; orge, 189; tisane, 190; pulmonaire, 210; remède, 211; véronique, 247.

**PIERRE** (CALCUL, GRAVELLE). Voyez : ail, 58; fraisier, 125.

**PIQURES DES INSECTES VENIMEUX.** Voyez : cassis, 89; sceau de Salomon, 230; remède, 241.

**PISSEMENT DE SANG.** (Voyez Hématurie.)

**PITUITE.** Nom vulgaire d'un liquide aqueux, filant, d'une saveur salée, qui est rejetée en plus ou moins grande quantité, soit par l'expectoration, ou par le vomissement. Voyez : tisane, 78 ; eau de santé, 91.

**PLAIE.** On donne le nom de *plaie* à toute solution de continuité faite aux parties molles. On appelle *coupures* et *incisions*, celles faites par des instruments tranchants ; *plaies contuses*, celles faites avec des instruments contondants ; *déchirures* ou plaies par déchirement, celles qui ont été produites par une traction violente. *Pour le traitement*, voyez : brunelle, 79 ; eau vulnéraire, 80 ; grande consoude, 111 ; joubarbe, 147 ; lavande, 152 ; lierre, 153 ; lin, 156 ; lis blanc, 159 ; millepertuis, 176 ; noyer, 185 ; orpin, 193 ; vin aromatique, 219 ; scrofulaire, 232.

**PLEURÉSIE.** Inflammation de la plèvre (membrane séreuse qui entoure les poumons), reconnaissant pour cause l'impression du froid, l'ingestion de boissons froides après un exercice violent. *Pour le traitement*, voyez : bourrache, 77 ; tisane, 81 ; chou, 104 ; coquelicot, 113 ; figuier, 124 ; guimauve, 137 ; mauve, 164 ; fomentation, 166 ; potion, 194 ; poireau, 206. — L'intervention d'un médecin est toujours nécessaire dès le début de cette grave maladie.

**PNEUMONIE.** (Voyez Fluxion de poitrine.)

**POINT DE COTÉ.** On donne ce nom à toute douleur située à un point de la poitrine ou du ventre et gênant la respiration. *Pour le traitement*, voyez : avoine, 69 ; chou, 103 ; verveine, 194 ; les épispastiques.

**POIREAU.** (Voyez Verrue.)

**POLYPE DU NEZ.** On appelle ainsi des excroissances charnues qu'on observe dans les fosses nasales. Voyez : cresson, 117 ; gentiane, 135.

**POTION.** Médicament liquide qu'on administre ordinairement par cuillérees. Ce n'est le plus souvent qu'un mélange de sirop et d'eau distillée de végétaux, auquel on donne une saveur agréable. *Potion* contre les convulsions, 95 ; *potion* purgative, 184.

**PURGATIFS.** Médicaments propres à déterminer les évacuations alvines. Voyez : Laxatifs. Tisane, 100, 115 ; épine vinette, 121 ; frêne, 128 ; fumeterre, 131 ; hêtre, 139 ; mercuriale, 173 ; sirop, 174 ;

quand l'urine sort goutte à goutte; *ischurie* si la mixtion n'a plus lieu du tout. *Pour le traitement*, voyez : bardane, 71; bourrache, 77; chanvre, 96; chiendent, 101; lin, 156; tisane, 81-102; cerfeuil, 93; figuier, 124; pissenlit, 204; fenouil, 123; vin de genièvre, 133; vin de cerises, 95; cresson, 118; mélilot, 166; moutarde noire, 178; cataplasme, 187-198; pariétaire, 197; persil, 203; souci, 232.

**RHUMATISME.** Affection douloureuse qui occupe les muscles, les membranes et les articulations en général. Si le rhumatisme attaque les muscles du cou on l'appelle *torticolis*; s'il se jette sur les muscles de la poitrine, *fausse pleurésie*; s'il se fixe sur la région des reins, *lumbago*; si, de plus, il occupe la hanche et la cuisse, *sciatique*. On distingue deux sortes de rhumatismes : l'aigu et le chronique. *Rhumatisme aigu*, voyez : bardane, 71; douce-amère, 119; les émollients. *Rhumatisme chronique*, voyez : avoine, 69; camomille, 84; chanvre, 96; chou, 103; cochléaria, 107; remède, 128; froment, 129; genévrier, 133; hysope, 143; laurier, 150; lavande, 152; lierre, 154; marrube, 162; mélisse, 168; moutarde blanche, 178; moutarde noire, 180; origan, 192; ortie, 194; saponaire, 125; sauge, 127; vigne, 194. *Rhumatisme articulaire*, voyez : bain, 219. *Rhumatisme des reins*, voyez : origan, 192; poireau, 207; verveine, 247. *Rhumatisme sciatique*, voyez : camomille, 84; moutarde noire, 180; orme, 193; vigne, 249. *Rhumatisme du cou*, voyez : origan, 192.

**RHUME DE CERVEAU.** Inflammation de la membrane muqueuse qui tapisse le nez ou mieux les fosses nasales; ses causes principales sont le froid et l'humidité. Le rhume de cerveau débute par un malaise, de la lassitude et par une douleur qui siége habituellement à la racine du nez. *Pour le traitement*, voyez : tisane, 164; sureau, 234; remède, 252.

**RHUME DE POITRINE.** On appelle ainsi l'inflammation des bronches. On désigne sous le nom de *bronchite* l'inflammation des bronches à un degré léger. La cause de cette affection provient d'un refroidissement, d'une transpiration supprimée, d'une influence atmosphérique. *Pour le traitement*, voyez : capillaire, 85; coquelicot, 113; figuier, 224; fraisier, 125; hysope, 143; sirop de navet, 182; oignon, 187; réglisse, 214; sirop, 215; sureau, 234; tussilage, 243; violette, 250. (Voyez Catarrhe.)

**ROUGEOLE.** Maladie éruptive et épidémique. Cette affection extrêmement simple par elle-même, est presque toujours suivie d'un symptôme auquel on prête en général peu d'attention, et qui, pourtant, est la cause de la mort d'un grand nombre d'enfants. C'est la toux et l'irritation de poitrine qui persistent après la guérison complète. Il est de la plus haute importance de combattre cette toux et cette irritation de poitrine, voyez : bourrache, 77; fenouil, 123; figuier, 124; marrube, 162; mauve, 164; sureau, 234; violette, 250.

**ROUGEUR DU VISAGE.** Voyez : fomentation, 235.

**RUBÉFIANT.** On appelle ainsi les végétaux qui, appliqués sur la peau, déterminent la rougeur, l'irritation.

**SAIGNEMENT DE NEZ.** (Voyez Hémorrhagie du nez.)

**SANG.** *Pour le purifier*, voyez : sirop, 79, 100, 131; laitue, 148; recette, 195; patience, 199. *Pour le rafraîchir*, voyez : épine-vinette, 122; bouillon, 149.

**SCARLATINE** (FIÈVRE). Eruption générale d'un rouge d'écarlate. Cette maladie contagieuse est souvent épidémique, et plus familière à l'enfance et à l'adolescence qu'à toutes les autres époques de la vie. Voyez : bourrache, 77; coquelicot, 113; figuier, 124; sureau, 234; violette, 250.

**SCIATIQUE.** (Voyez Rhumatisme.)

**SCORBUT.** Maladie caractérisée par un état général d'engourdissement et de débilité, par la tuméfaction des gencives et la fétidité de l'haleine. Elle affecte particulièrement les marins. *Pour le traitement*, voyez : ache, 54; gargarisme, 56; ail, 57; angélique, 61, centaurée, 91; cochléaria, 108; genévrier, 132; marrube, 162; moutarde noire, 179; oseille, 193; pissenlit, 204; raifort, 213; vin antiscorbutique, 213.

**SCROFULES** (ECROUELLES, HUMEURS FROIDES). Cette maladie consiste dans une dégénérescence des ganglions lymphatiques, et en particulier de ceux du cou, avec altération des liquides qui les pénètrent. *Pour le traitement*, voyez : aunée, 68; carotte, 87; cochléaria, 107; fumeterre, 131; gentiane, 135; houblon, 141; joubarbe, 147; marrube, 162; noyer, 183;

pensée sauvage, 201 ; romarin, 219 ; scrofulaire, 232 ; tussilage, 243.

**SÉDATIF.** Les sédatifs sont des médicaments qui modèrent une action organique augmentée : ainsi, la digitale est un sédatif de l'action du cœur. Ce mot est synonyme de calmant.

**SIROPS.** *Sirop de framboise* contre les inflammations du canal digestif et de la gorge, 127.

— *De fumeterre,* contre la gale, les dartres, les croûtes de lait, 131.

— *D'absinthe,* propre à faciliter la digestion, fortifier l'estomac, 53.

— *Vermifuge,* 58.

— *De pointes d'asperges,* contre les palpitations, 67.

— *De bourrache,* propre à humecter la poitrine et purifier le sang, 79.

— *De camomille,* excellent pour la colique venteuse, 84.

— *De capillaire,* bon pour la toux, les maladies de poitrine, les affections de la rate, 85.

— *De cassis,* propre à fortifier l'estomac et exciter l'appétit, employé dans la jaunisse, 89.

— *De cerises rouges*, rafraîchit, désaltère et tempère la bile, 95.

— *De chicorée,* apéritif, rafraîchit le sang. On le donne comme purgatif, 100.

— *De chou*, pectoral, antiscorbutique, employé contre l'enrouement et l'extinction de voix, 104.

— *De consoude,* contre le crachement de sang et les hémorrhagies, 112.

— *De coquelicot*, contre le rhume, l'esquinancie, la pleurésie, 114.

— *D'épine-vinette,* astringent et rafraîchissant, 122.

— *De guimauve,* émollient, rafraîchissant, 138.

— *D'hysope,* contre les calculs et la gravelle, 144.

— *De longue vie,* purgatif et antigoutteux, 174.

— *De navet,* il adoucit les irritations des rhumes opiniâtres et calme les bronches, 182.

— *De nerprun,* purgatif doux, 184.

— *De fleurs d'oranger,* employé pour adoucir les tisanes, 189.

— *De pomme,* cordial et pectoral, 209.

*Sirop de rhubarbe*, purgatif, 217.

— *De mûres*, contre les maux de gorge, 221.

— *De roses rouges*, contre les diarrhées et le vomissement de sang, 222.

— *De tussilage*, dans les maladies de poitrine, les inflammations des intestins, 243.

— *De violette*, recommandé dans la toux, les rhumes, les catarrhes, 251.

**SOMMEIL.** (Voyez Insomnie.)

**SPASMES.** (Voyez Névrose.) Contractions musculaires involontaires ; c'est un état très-commun chez les femmes nerveuses. Voyez : caille-lait, 82 ; camomille, 83 ; millefeuille, 175 ; tilleul, 237 ; valériane, 245 ; les antispasmodiques.

**SQUIRRHE.** Tumeur dure, mobile, peu ou point douloureuse au toucher, voyez : fomentation, 198.

**STIMULANTS.** Les *stimulants* sont des médicaments qui ont pour effet d'augmenter l'énergie des fonctions ; l'anis, l'armoise, la camomille, le carvi, le cochléaria, la coriandre, le cresson, la menthe, l'origan, le romarin, le thym sont des plantes *stimulantes*.

**STOMACHIQUE.** Se dit de certains médicaments qu'on croit propres à remédier aux diverses affections de l'estomac, tels que l'angélique, l'aunée, le carvi, la centaurée, le coignassier, le fenouil, le genévrier, l'hysope, le laurier, le marrube, la mélisse, la menthe, le brou de noix, l'oranger, l'origan, la patience, la sauge, le thym, le vin d'absinthe, de marrube, le sirop d'absinthe.

**STRANGURIE.** (Voyez Rétention d'urine.)

**SUDORIFIQUE.** On appelle ainsi les médicaments qui provoquent la sueur. *Plantes sudorifiques :* angélique, bardane, bourrache, coquelicot, douce amère, hysope, noyer, saponaire, scabieuse, souci, sureau, tanaisie.

**SUEURS.** *Sueurs nocturnes*, voyez sauge, 227. *Sueurs rentrées*, voyez Sudorifique.

**SURDITÉ.** Abolition plus ou moins complète du sens de l'ouïe. La surdité peut être produite : par l'action du froid violent sur la tête, par l'inflammation de la membrane muqueuse de l'oreille, par la présence d'un corps étranger dans le canal auditif; dans quelques cas elle est la suite de maladies précédentes telles que la fièvre et la siphylis. *Pour le traitement,* voyez : mercuriale, 173; oignon, 187; rue, 224.

**SYNCOPE.** Perte subite et momentanée de sentiment et de mouvement, avec supression de la respiration selon le degré de l'accident. On l'appelle *défaillance, évanouissement* (vulgairement se trouver mal). La syncope est l'effet d'une cessation momentanée de l'action du cœur. *Traitement.* Le coucher horizontal suffit souvent pour rappeler à la vie les individus tombés en syncope : on se hâte de dégager la poitrine et le cou, de pratiquer des frictions sur la région du cœur, de faire flairer des odeurs fortes, de l'éther, du vinaigre, de l'eau de mélisse, de réchauffer les parties qui se refroidissent en les frictionnant et en les recouvrant de linges chauds; les aspersions d'eau froide au visage dissipent quelquefois la syncope très-promptement, il faut donner accès à un air pur et à une lumière vive. Voyez : mélisse, 168; menthe, 170.

**SYPHILIS.** Maladie vénérienne. Voyez : bardane, 71; genévrier, 133; saponaire, 225.

**TEIGNE.** Affection paraissant spécialement siéger dans le cuir chevelu et caractérisée par des croûtes sèches d'une couleur pâle et sale. Voyez : ail, 58; bardane, 71; cresson, 117; lierre, 152; noyer, 185; patience, 199; pensée sauvage, 201; scabieuse, 229; tussilage, 243.

**TISANE.** Eau légèrement chargée de principes médicamenteux destinée à servir de boisson habituelle aux malades. (Voyez : Infusion, Décoction.) *Tisane* contre la suppression des règles, 66. — contre la toux, 67, 68, 81. — contre l'asthme, 53. — de santé, 70. — pectorale, 78, 86. — purgative, 100, 115. — contre les fièvres quartes, 126. — apéritive, 102. — contre la difficulté de respirer, 69. — contre la pleurésie, 81. — contre la dyssenterie, la colique néphrétique et la rétention d'urine, 81, 102. — cordiale et apéritive, 102. — contre le tremblement des membres, 123; — contre les vers, 130. — contre le rhume de cerveau, 164. — contre les fièvres inflammatoires, 190. — contre la jaunisse, 199.

**TONIQUES.** Médicaments qui ont la faculté d'exciter lentement et par degrés l'action des organes et d'augmenter leur force d'une manière durable. *Plantes toniques :* absinthe, armoise, aunée, benoîte, camomille, centaurée, chêne, fumeterre, gentiane, houblon, hysope, lierre-terrestre, marrube, mélisse, menthe, millefeuille, moutarde, noyer, patience, rosier, saponaire, sauge, saule blanc, thym, etc.

**TOPIQUE.** On appelle topique tous les médicaments qu'on applique à l'extérieur : les emplâtres, les onguents, sont des topiques.

**TORTICOLIS.** (Voyez Rhumatisme.)

**TOUX.** La toux est un signe d'une maladie des voies aériennes ou du système nerveux; elle est sèche ou humide, selon qu'elle est accompagnée d'une expectoration plus ou moins abondante. *Toux sèche, par irritation,* voyez : tisane, 78 ; bouillon blanc, 76 ; capillaire, 85 ; figuier, 124 ; guimauve, 137 ; pommier, 209 ; réglisse, 214 ; lin, 157, navet, 182. *Toux humide,* voyez : tisane, 68, 81 ; julienne, 147 ; lierre-terrestre, 155 ; marrube, 162 ; oignon, 187 ; tussilage, 243 ; vélar, 245 ; véronique, 247. *Toux convulsive.* Oranger, 188 ; pavot, 200 ; tilleul, 237.

**TREMBLEMENT DES MEMBRES.** Voyez : décoction, 123 ; menthe, 170 ; sauge, 227 ; valériane, 245.

**TUMEUR.** Nom donné à une éminence d'un certain volume, développée par une cause de maladie dans une partie quelconque du corps. Les abcès, le furoncle, les scrofules, etc., sont des tumeurs. *Tumeurs inflammatoires,* voyez : figuier, 124 ; guimauve, 137; lin, 156; lis blanc, 159; cataplasme, 160; mauve, 164; morelle, 177; orpin, 193; poireau, 207; *tumeurs laiteuses,* voyez : engorgement des mamelles. *Tumeurs scrofuleuses,* (voyez scrofule.)

**ULCÈRE.** Solution de continuité des parties molles du corps, avec écoulement de pus. Voyez : bardane, 71; chêne, 98; chou, 103; lierre, 153; marrube, 162; mauve, 164; menthe, 171; plantain, 206; tanaisie, 237. *Ulcères scrofuleux* (scrofule), voyez : caille-lait, 82; coignassier, 109; genévrier, 133; noyer, 185. *Ulcère de la bouche,* voyez : ache, 54; aigremoine, 56; joubarbe, 147; quintefeuille, 212; sauge, 227. *Ulcère de la matrice,* voyez: noyer, 185. *Ulcères douloureux,* voyez : morelle, 177, *Ulcère* *des jambes*, voyez : sauge, 227. *Ulcère des gencives*, voyez : rue, 224. *Ulcère du poumon*, voyez : brunelle, 79.

**URINE.** Les urines sont sujettes à des variations dans leur écoulement. (Voyez : Rétention d'urine, Incontinence d'urine.)

**VARIOLE.** Synonyme de petite vérole, (voyez ce mot.)

**VENTS.** (Voyez Flatuosités, Carminatifs.)

**VERMIFUGE.** On appelle *vermifuges*, les plantes qui ont la propriété de déterminer l'expulsion des vers. L'absinthe, la centaurée, la fougère, etc.; sont des plantes vermifuges.

**VERRUES.** Petites excroissances qui paraissent dues à l'épaississement de l'épiderme et qui peuvent se détacher spontanément par l'application prolongé de topiques, émollients. Voyez : chelidoine, 97; saule blanc, 228; souci, 233; c'est une erreur de croire qu les verrues puissent se gagner par le contact du sang qui en découle.

**VERS.** Parasites de l'intérieur de notre corps qui affectent de préférence les enfants, et principalement les sujets faibles, voyez : absinthe, 51 ; cataplasme, 52 ; lavement, 52, 165 ; sirop 53; ail, 57 ; menthe, 171 ; oignon, 187 ; rue, 224 ; tanaisie, 237 *Ver solitaire*, voyez : fougère, 130 ; mûrier noir, 181.

**VINS.** *Vin de genièvre*, contre la dyssenterie, 133.
— *D'absinthe*, stomachique, fébrifuge, employé contre les pâles couleurs, 53.
— *D'aunée*, contre les digestions difficiles, 68.
— *De benoîte*, tonique, vulnéraire, 73.
— *De cassis*, tonique, stomachique, 89.
— *De centaurée*, contre les faiblesses d'estomac, 91.
— *De santé*, propre à débarrasser les glaires, 94.
— *De cerises rouges*, contre la gravelle, la rétention d'urine, 93.
— *De coings*, contre les chutes de la matrice, 110.
— *De gentiane*, contre le scorbut, 135.
— *De marrube*, contre les pâles couleurs, la suppression des règles, la faiblesse d'estomac, 165.
— *Antiscorbutique*, 213.
— *De rhubarbe*, contre les pâles couleurs, 217.

**VINS** *Aromatique*, contre la faiblesse générale, la paralysie, 219.
— *De sauge*, contre les fièvres intermittentes, 227.
— *Fébrifuge*, 229.

**VOMISSEMENT.** Evacuation par la bouche de matières contenues dans l'estomac et dans les intestins. — *Vomissement de sang*, voyez : aigremoine, 56 ; coignassier, 109 ; sirop 122. — *Vomissement nerveux*, voyez : angélique, 61 ; armoise, 65 ; citronnier, 105 ; pavot, 200 ; romarin, 218 ; rosier, 222.

**VULNÉRAIRE.** Qui est propre à la guérison des plaies et des blessures. On donne le nom de *vulnéraire* à des plantes dont on fait usage à l'intérieur contre toute espèce de coups, de blessures, de contusions.

L'absinthe, la bardane, la benoîte, la brunelle, le chiendent, le lierre-terrestre, la quintefeuille, la sauge sont des plantes vulnéraires.

FIN.

# POIDS ET MESURES.

Nous croyons utile de donner un tableau comparatif des mesures anciennes et nouvelles, d'après les usages de la pharmacie.

| | | | | |
|---|---|---|---|---|
| Une livre.......... | vaut | 16 onces.... | ou | 500 grammes. |
| Une demi livre..... | — | 8 onces.... | ou | 250 — |
| Une once.......... | — | 8 gros..... | ou | 32 — |
| Une demi once..... | — | 4 — ..... | ou | 16 — |
| Un gros ou drachme | — | 72 grains.... | ou | 4 — |
| Un demi gros....... | — | 36 — .... | ou | 2 — |
| Un scrupule........ | — | 25 — .... | ou | 1 gr. 30 centigr. |
| Un grain 72e partie du gros............... | | | | 0 — 5 — |
| Une pinte.......... | vaut | 2 chopines ou un litre environ. | | |
| Une chopine ou setier | — | 2 1/2 setiers ou un 1/2 litre environ. | | |
| Un demi setier...... | — | 2 poissons ou un 1/4 de litre environ. | | |

# ERRATA

Page 7, ligne 14, au lieu de : *Le fumeterre*, lisez : *La fumeterre.*

Page 96, ligne 14, au lieu de : *grumes*, lisez : *graines.*

Page 107; ligne 12, au lieu de : *et l'emploie à l'état frais*, lisez : *et on l'emploie à l'état frais.*

Page 118, ligne 4, au lieu de : *appuyez-le*, lisez : *appliquez-le.*

Page 130, ligne 27, au lieu de : *la réputation du fumeterre*, lisez : *la réputation de la fumeterre.*

Page 188, ligne 9, au lieu de : *mêlez le tout*, lisez : *avalez le tout.*

www.ingramcontent.com/pod-product-compliance
Ingram Content Group UK Ltd.
Pitfield, Milton Keynes, MK11 3LW, UK
UKHW012159240726
13966UKWH00002B/444

9 782012 870062